Brot für die Welt
Greenpeace e.V. (Hrsg.)

Ernährung sichern

Es gibt Hoffnung, die Ernährung weltweit zu sichern. Das ist das Ergebnis der Studie *SAFE-World-Report* über nachhaltige Landwirtschaft in Ländern des Südens. Das Forschungsteam um die britischen Agrarexperten Jules Pretty und Rachel Hine vom Zentrum für Umwelt und Gesellschaft an der englischen Universität Essex untersuchte über 200 Beispiele ökologischer Landwirtschaft. Dabei wurden Daten von rund neun Millionen Bauern aus 52 Ländern einbezogen.

Die Wissenschaftler kommen zu dem Schluss, dass – den politischen Willen vorausgesetzt – die nachhaltige Landwirtschaft die Welternährung weltweit sichern kann. Denn die einfachen und preisgünstigen Methoden der nachhaltigen Landwirtschaft ermöglichen nicht nur eine Steigerung der Erträge, sondern tragen auch zur Verminderung der Armut und zur Verbesserung der allgemeinen Lebenssituation der Landbevölkerung bei.

Das vorliegende Buch *Ernährung sichern* beruht auf der Studie *SAFE-World-Report*. Sie wurde gemeinsam in Auftrag gegeben von *Brot für die Welt*, *Greenpeace e.V.* und dem *britischen Ministerium für Internationale Entwicklung.*

In *Ernährung sichern* werden wesentliche Ergebnisse der Originalstudie zusammenfassend vorgestellt. Vor allem die Auswahl der Beispiele aus Afrika, Asien und Lateinamerika belegt eindrucksvoll, dass nachhaltige Landwirtschaft zukunftsfähig ist.

Brot für die Welt
Greenpeace e.V. (Hrsg.)

Ernährung sichern

Nachhaltige Landwirtschaft – eine Perspektive aus dem Süden

Bearbeitet und aus dem Englischen übersetzt von Beate Wörner

WeltThemen 2

Brandes & Apsel

Auf Wunsch informieren wir regelmäßig über das Verlagsprogramm:
Brandes & Apsel Verlag, Scheidswaldstr. 33, D–60385 Frankfurt a. M.
e-mail: brandes-apsel@t-online.de
Internet: www.brandes-apsel-verlag.de

WeltThemen
Eine Kooperation mit Brot für die Welt

Ernährung sichern beruht auf der Studie SAFE-World-Report, verfasst von Jules Pretty und Rachel Hine. Bezug der englischen Studie s. S. 118.

1. Auflage 2001

Lektorat: Cornelia Wilß, Frankfurt a.M.
DTP: Antje Tauchmann, Frankfurt a.M.
Abbildungen im Innenteil:
Fotos: Bildnachweis siehe S. 118
Abb. S. 14, 21, 39, 42, 62, 66, 73, 74, 91 und 107 © Brot für die Welt: Nachhaltige Landwirtschaft, September 1997. Mit freundlicher Genehmigung. Abb. S. 84 © epd-Entwicklungspolitik.
Umschlaggestaltung: Petra Sartowski, Franz Richter Online GmbH, Frankfurt am Main, unter Verwendung eines Fotos von © Jim Stipe, Washington DC, USA
Druck: tiskarna ljubljana, Printed in Slovenia
Gedruckt auf säurefreiem, alterungsbeständigem und chlorfrei gebleichtem Papier.

Die Deutsche Bibliothek – CIP-Einheitsaufnahme:
Ein Titeldatensatz für diese Publikation ist bei der Deutschen Bibliothek erhältlich.

ISBN 3-86099-227-9

Inhalt

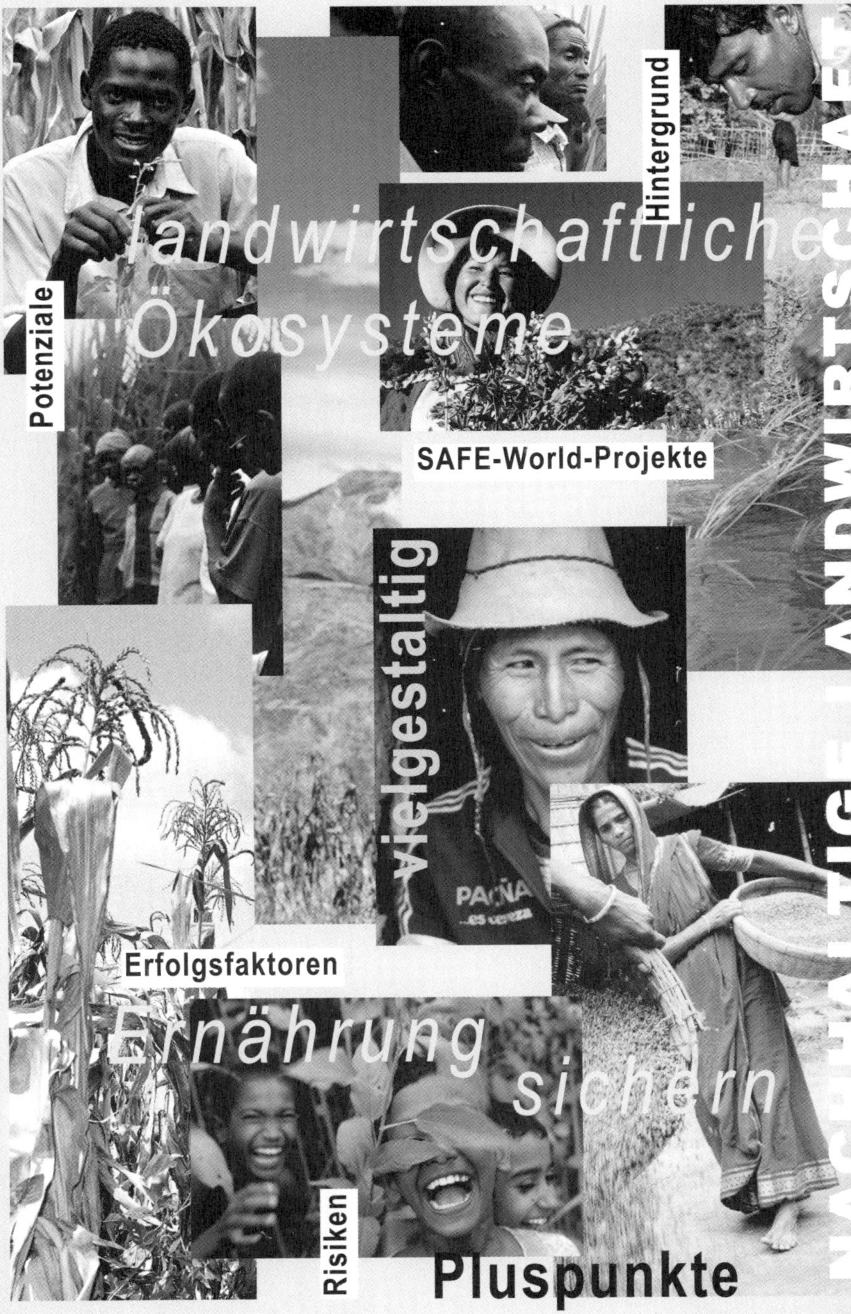
NACHHALTIGE LANDWIRTSCHAFT
Hintergrund
landwirtschaftliche Ökosysteme
Potenziale
SAFE-World-Projekte
vielgestaltig
Erfolgsfaktoren
Ernährung sichern
Risiken
Pluspunkte

Ernährung sichern durch nachhaltige Landwirtschaft

Welchen Beitrag kann nachhaltige Landwirtschaft zur Ernährung der weltweit 800 Millionen hungernden Menschen leisten? Diese Frage stellt sich für *Brot für die Welt* nicht erst in diesen Tagen. Seit Jahrzehnten sind die Kleinbauern in den Ländern Afrikas, Asiens und Lateinamerikas Zielgruppe von *Brot für die Welt*. Bereits seit vielen Jahren ist nachhaltige Landwirtschaft ein zentrales Instrument der Hilfe für verarmte kleinbäuerliche Familien auf weniger fruchtbaren Böden. Dahinter steckt die Einsicht, dass nur durch nachhaltige Landwirtschaft und Teilhabe der Bevölkerung auf Dauer gute Erträge, Schutz von Umwelt und Mensch sowie eine gerechte Verteilung der Erträge möglich sind.

Die so genannte Grüne Revolution mit ihren Hochertragssorten hat die Bevölkerung in den Armutsregionen nicht erreicht. Schon jetzt ist abzusehen, dass auch die Grüne Gentechnik hier versagt. Diese »grünen« Technologien der Agrarindustrie helfen nach den Projekterfahrungen von *Brot für die Welt* nur den reichen Bauern mit den guten Böden.

Wir erhalten zunehmend Berichte, dass diese Art industrielle Landwirtschaft nun auch die bisher guten Böden degeneriert.

Die 208 in der Originalstudie *World-SAFE-Report* untersuchten Beispiele zeigen, dass nachhaltige Landwirtschaft zukunftsfähig ist. Dass Kleinbauern gleichzeitig die Umwelt schützen und gesteigerte Erträge erzielen können. Die Beispiele zeigen auch Erfahrungen auf, wie über den Eigenbedarf hinaus produziert werden kann und die regionalen Märkte bedient werden können. Letztlich geht es um den Erhalt kleiner und mittlerer Betriebe, um den Erhalt der Einkommensmöglichkeiten von Millionen Familien auf dem Lande. Die Alternativen sind Abwanderung in die Städte und bitterste Armut. Noch eine gute Nachricht: Nachhaltige Landwirtschaft, wie sie hier beschrieben wird, kommt ohne gentechnische Veränderungen am Saatgut aus. Sie hilft, die Vielzahl der Pflanzen zu erhalten und nutzbar zu machen. Die Kontrolle über das genetische Material, von lokal angepassten, durch Auslese erzielter Sorten bleibt bei den Bauern. Das erlaubt ihnen, auf klimatische und umweltbedingte Veränderungen flexibel zu reagieren. Schließlich kommt nachhaltige Landwirtschaft im Wesentlichen auch ohne durch Patente verteuertes Saatgut aus, die die mittellosen Bauern in die Schulden und erneut in den Hunger treiben können. Das Hauptergebnis der Studie ist: das Potenzial für zukunftsfähige Landwirtschaft ist riesig: Die Ertragssteigerungen sind höher, als viele bisher denken. Wir müssen das Potenzial zu nutzen. Doch für mehr Nachhaltigkeit bei Ackerbau und Viehzucht sind die weltweiten wirtschaftlichen und rechtlichen Rahmenbedingungen ein großes Hindernis.

Wir sind uns bewusst, dass wir mit diesem Buch nicht unbedingt die Zustimmung der Großen im Agrargeschäft erhalten werden. Wir ahnen auch, dass einige Interessenverbände nicht unbedingt euphorisch auf unsere Vorschläge reagieren werden. Aber wir wollen, dass die agrarpolitischen Interessen der Armen in den Ländern Afrikas, Asiens und Lateinamerikas nicht zu kurz kommen. Wenn wir den Hunger von einem Achtel der Menschheit wirksam bekämpfen wollen, brauchen wir eine Agrarwende, eine Agarwende weltweit.

Sowohl die Agrarpolitik in den einzelnen Ländern als auch die Verträge im Bereich des Weltagrarhandels und des weltweiten Patentrechtes sind deshalb dringend änderungsbedürftig: Die an Hunger und Krankheit leidenden Frauen, Männer und Kinder haben ein Recht darauf. Wir Deutsche und Europäer haben die Pflicht, die Agrarwende weltweit zu ermöglichen. Denn wir haben den Sozialpakt der Vereinten Nationen mit mehr als 140 anderen Ländern abgeschlossen, der einem jeden Menschen den Rechtsanspruch auf Ernährung, Einkommen und Gesundheit verleiht und alle Vertragsstaaten verpflichtet, *das ihnen Mögliche* für die Umsetzung dieser Rechte in die Realität zu unternehmen. Nachhaltige Landwirtschaft ist eine solche Möglichkeit.

Wir sind froh, dass wir mit *Greenpeace* diese wegweisende Studie gemeinsam herausgeben können. Besonders danken möchten wir Professor Jules Pretty von der Universität of Essex und seiner Mitarbeiterin Rachel Hine, die diese Studie erarbeitet und viel Zeit und Einsatz dafür verwendet haben. Danken möchten wir auch Seiner königlichen Hoheit, dem Prinzen von Wales, Prinz Charles, der es uns sehr wohlwollend erlaubte, diese Studie vor Fachleuten aus aller Welt in seinem Schloss in London vorzustellen.

Klaus Rieth ist Leiter der Abteilung Presse & Advocacy
Brot für die Welt

Der Hintergrund

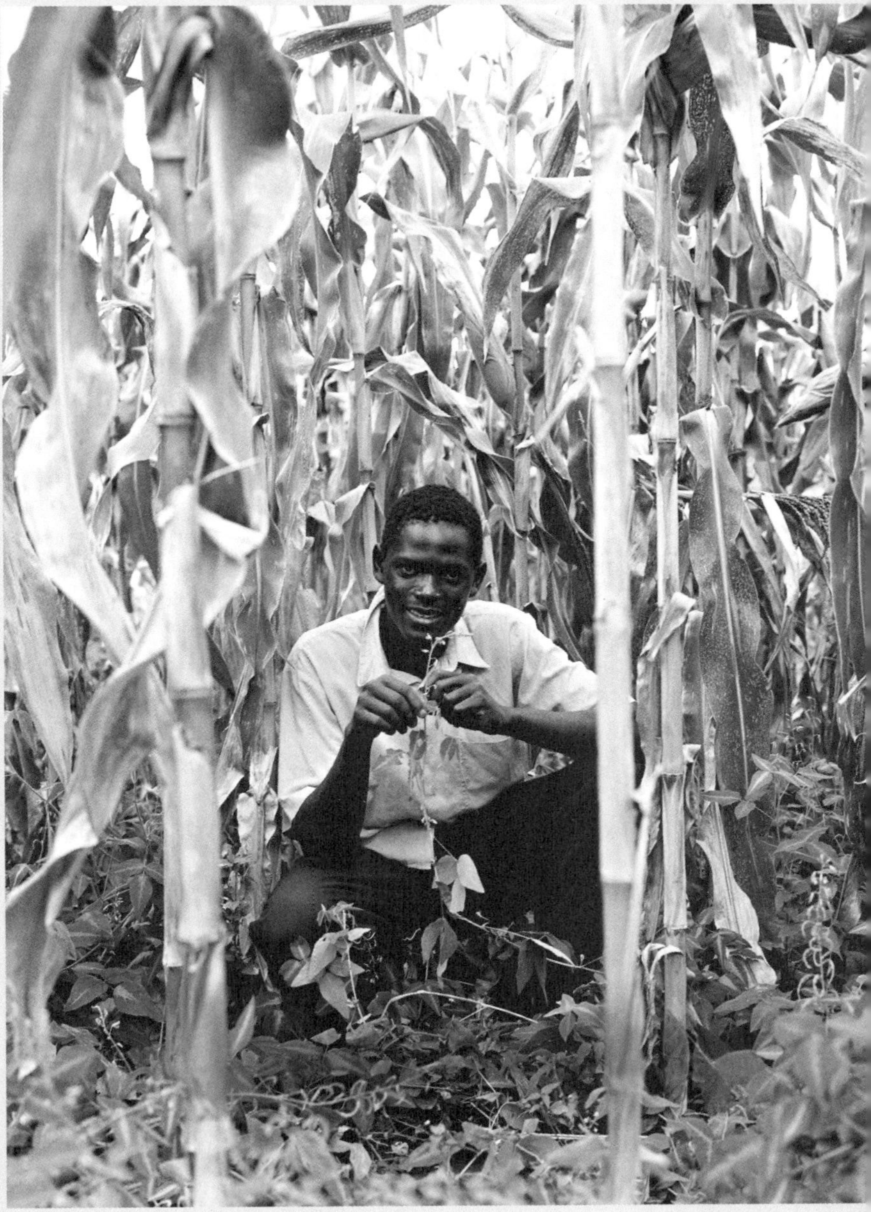

Im Jahr 2000 hungerten weltweit 790 Millionen Menschen, und das, obwohl sich in den letzten 40 Jahren die Weltgetreideproduktion nahezu verdreifacht hat. Bis in 50 Jahren wird die Weltbevölkerung, so die Prognosen, von heute gut sechs Milliarden Menschen auf knapp neun Milliarden wachsen. Mehr als vier Fünftel dieser Menschen werden in den Entwicklungsländern leben. Dies bedeutet, dass dort der Nahrungsmittelbedarf in den kommenden Jahrzehnten steigen wird. Verschärfend kommt hinzu, dass sich die Ernährungsgewohnheiten gerade auch in den Entwicklungsländern ändern werden. Man geht davon aus, dass sich der Fleischkonsum in diesen Ländern bereits bis zum Jahr 2020 verdoppeln wird, in den Industrieländern wird er dagegen lediglich um ein Viertel steigen. Der verstärkte Fleischkonsum bedeutet, dass nicht nur für den menschlichen Verzehr mehr Getreide erzeugt werden muss, sondern zusätzlich auch für die Fütterung. Denn um ein Kilo Rindfleisch zu produzieren, braucht man sieben Kilo Getreide, für ein Kilo Schweinefleisch vier und für ein Kilo Geflügelfleisch zwei Kilo Futtergetreide.

In der Vergangenheit hat man darauf gesetzt, dass mit einer Modernisierung der Landwirtschaft auch die Nahrungsmittelerzeugung entsprechend gesteigert werden kann. Doch Wissenschaftler bezweifeln, dass das auch in Zukunft funktioniert. Denn das Problem, unter dem Millionen in den Entwicklungsländern leiden ist nicht absoluter Hunger, sondern Nahrungsunsicherheit und Mangelernährung. Diese Menschen produzieren zu wenig eigene Nahrungsmittel und sie haben kein Geld, sich das, was fehlt, zu kaufen. Die sinnvollste Möglichkeit, diesen Mangel zu beheben, besteht in einer gesteigerten Produktion vor Ort, also da, wo die Lebensmittel am dringendsten gebraucht werden. Und zwar mit Methoden, die einfach und preiswert sind und die die oft schon arg gebeutelte Natur nicht weiter schädigen. Das Stichwort dazu heißt **nachhaltige Landwirtschaft**.

Das Forschungsprojekt SAFE-World ging der Frage nach, ob und in welchem Ausmaß nachhaltige Landwirtschaft tatsächlich zu mehr Nahrungssicherheit in den Ländern des Südens beitragen kann. SAFE-World steht für »The Potential of Sustainable Agriculture to Feed the World«, also »Das Potenzial der nachhaltigen Landwirtschaft die Menschheit zu ernähren«.

Der SAFE-World-Report ist derzeit die weltweit umfangreichste Studie, in der diese Art der Landwirtschaft unter die Lupe genommen wird. Daten und Informationen von 208 Projekten und Initiativen aus 52 Ländern in Afrika, Asien und Lateinamerika sind in den Forschungsbericht eingeflossen. Mit 23 Projekten ist Indien am stärksten vertreten, gefolgt von Uganda mit 20 und Kenia mit 17. In diesen und auch in allen anderen Vorhaben betreiben knapp neun Millionen Bauern – bis auf wenige Ausnahmen in Lateinamerika fast alles Kleinbauern – schon seit Jahren nachhaltige Landwirtschaft auf zusammengenommen rund 29 Millionen Hektar. Dies entspricht etwa drei Prozent der Fläche, die in Afrika, Asien und Lateinamerika mit Feldfrüchten oder Dauerkulturen bestellt ist. Das ist das Ergebnis einer rasanten Zunahme, denn zu Beginn der 1990-er-Jahre wurden nach Schätzungen der Autoren lediglich rund 100 000 Hektar in den Entwicklungsländern nachhaltig bewirtschaftet.

Wer nachhaltige Landwirtschaft betreibt, versucht die ihm zur Verfügung stehenden natürlichen Ressourcen möglichst gut zu nutzen, ohne gleichzeitig der Umwelt zu schaden. Nährstoffkreisläufe, Stickstoff bindende Pflanzen, das Wechselspiel von Schädlingen und Nützlingen oder Ruhepausen für den Boden spielen eine bedeutende Rolle. Chemische Pflanzenschutzmittel und Mineraldünger werden so sparsam wie möglich dosiert, doch verboten wie bei der ökologischen Landwirtschaft sind sie nicht. Üblicherweise picken sich die Bauern nur bestimmte Methoden aus der Fülle der nachhaltigen Produktionsverfahren heraus. Das zeigt sich in allen Projekten, deren Daten Eingang in den SAFE-World-Report gefunden haben.

Ein weiteres Merkmal der nachhaltigen Landwirtschaft ist, dass die Bauern gemeinsam ihre Probleme anpacken – egal ob Pflanzenschutz, Bewässerung oder Kredite. Sie können so ihre Fähigkeiten und ihr Wissen voll einbringen und für das Selbstvertrauen und den Zusammenhalt untereinander ist es auch gut.

Die größte Verbreitung fand die nachhaltige Landwirtschaft in den vergangenen Jahren in Lateinamerika. Und zwar speziell das Verfahren der Nullbodenbearbeitung. Allerdings ist dies ein zweischneidiges Schwert. Die Verfasser des SAFE-World-Reports rechnen die Nullbodenbearbeitung in diesem Teil der Erde der nachhaltigen Landwirtschaft zu, doch sowohl die Nichtregierungsorganisation *Brot für die Welt* als auch die Nichtregierungsorganisation *Greenpeace* vertreten hier eine andere Auffassung. Diese Ackerbaumethode ist häufig mit einer extrem industrialisierten Landwirtschaft gekoppelt. Dabei werden nicht nur Unkrautvernichtungsmittel eingesetzt, sondern auch Gentechnikpflanzen. So war beispielsweise Argentinien 1999 nach den USA der zweitgrößte Anbauer gentechnisch veränderter Pflanzen.

Die Projekte und Initiativen, über die der SAFE-World-Report berichtet, sind unterschiedlich groß – sie reichen von fünf Haushalten mit insgesamt fünf Hektar in Chile bis hin zu einem Projekt mit 200 000 Bauern und insgesamt 10,5 Millionen Hektar in Südbrasilien.

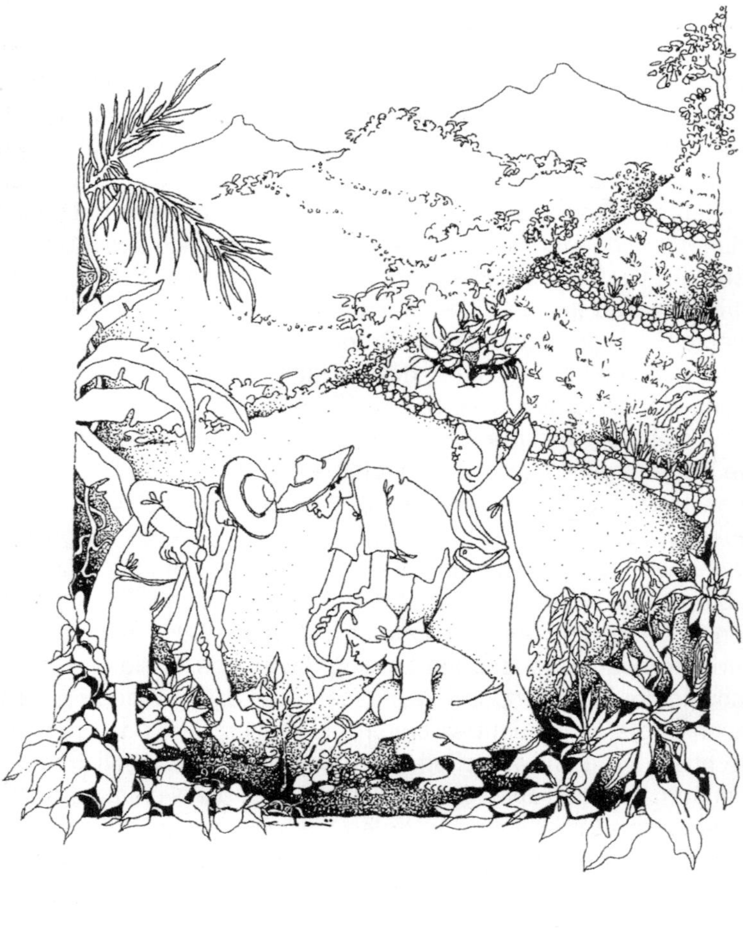

Nachhaltige Landwirtschaft hat Potenziale

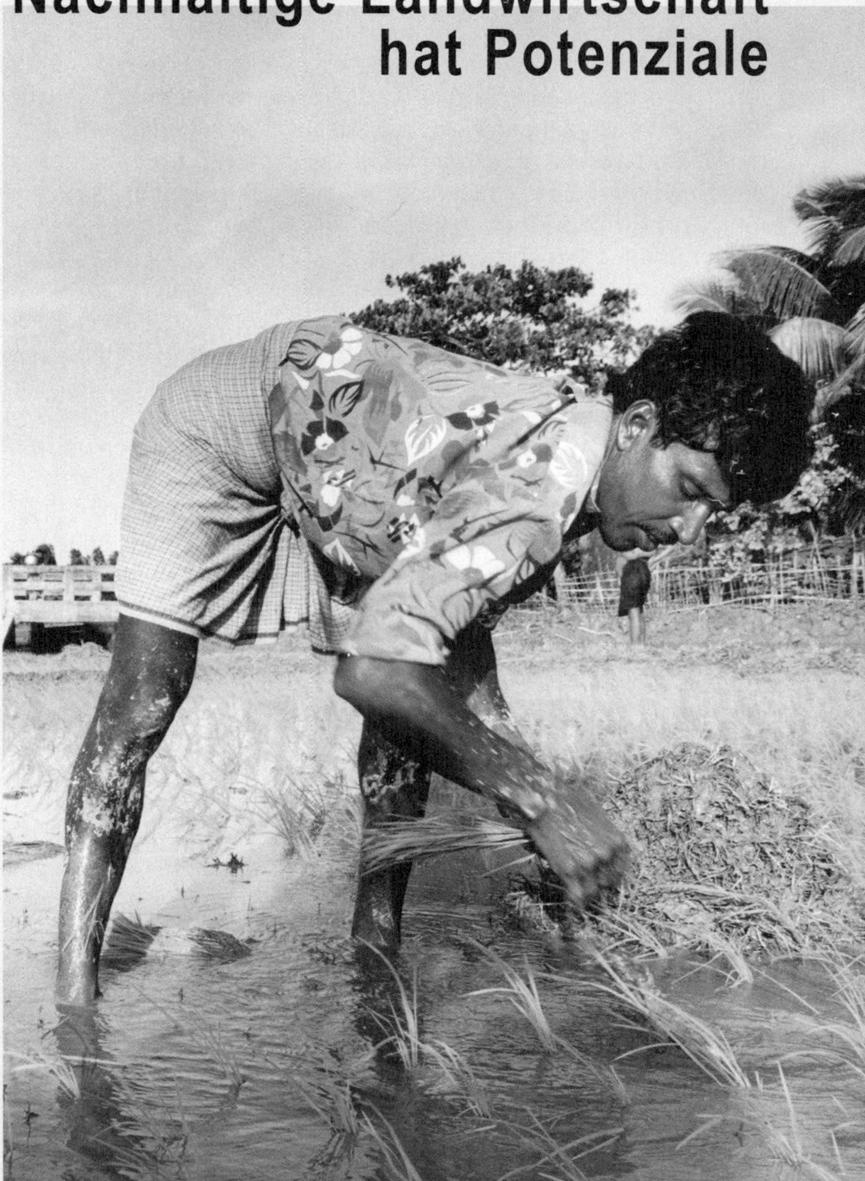

Eines steht fest – mit nachhaltiger Landwirtschaft lassen sich die Erträge steigern, und zwar bis zu 150 Prozent. Dieses Superergebnis erzielen allerdings nur die Bauern, die Kartoffeln, Süßkartoffeln oder *Kassava* anbauen. Doch auch alle anderen haben deutlich mehr zu essen, seit sie ihre Äcker nach den neuen Methoden bestellen. Für alle ist der Speisezettel bunter geworden, denn auch auf den Feldern herrscht inzwischen eine Vielfalt, die es dort vorher nicht oder nicht mehr gab. Die Forscher von der Universität Essex machten bei den untersuchten Projekten fünf **Grundrezepte** aus, mit denen die Bauern die Erträge ihrer Felder und Gärten verbessern.

Die Bauern nutzen einen Teil ihrer Felder intensiver als bislang. Beispielsweise wird mehr oder anderes Gemüse als angebaut, vielfach pflanzen die Landwirte zusätzlich noch Obstbäume. Auch die Erddämme, die die Reisfelder umgeben und dafür sorgen, dass das Wasser nicht abfließt, eignen sich zum Anpflanzen von Gemüse. Weitere Intensivierungsmöglichkeiten sind das Anlegen von Fischteichen und die Haltung von Milchkühen.

Viele Landwirte wagen sich auch an ganz neue Verfahren. Beispielsweise werden im *Nassreis* zusätzlich Fische oder Schrimps gemästet oder ein Bauer steigt auf *Agroforstwirtschaft* um. Ein solches neues Element sorgt ebenfalls dafür, dass die Bauernfamilien mehr und auch qualitativ besseres Essen haben, denn die Fische bringen das häufig fehlende Eiweiß in die Nahrung. In vielen Fällen können die Bauern einen Teil der Fische verkaufen und so ihr Einkommen aufbessern.

Ein anderes Erfolgsrezept ist die bessere Nutzung des natürlichen Kapitals. Das gilt vor allem für Boden und Wasser. Bessere Wasserbevorratung und wirkungsvolle Bewässerung sind hier die wesentlichen Maßnahmen, ebenso das Auffangen von Regenwasser. Vor allem durch geschickte Nutzung dieses Wassers können Bauern in Trockengebieten wie dem Sahel ein zweites Mal die Felder bestellen und so eine weitere Ernte einfahren. Ebenso wichtig wie das Wasser ist der Boden. Mit bestimmten Verfahren der nachhaltigen Landwirtschaft gelingt es, bereits unfruchtbar gewordene Böden wieder zurückzugewinnen. Das bedeutet zusätzliches Ackerland, auf dem Nahrungsmittel für die Familie wachsen können.

Der Anbau Stickstoff bindender Pflanzen ersetzt den Dünger aus dem Sack und lässt die Erträge auf den Feldern steigen. Die

 (Forts. S. 18)

Benin: Der Dünger wächst auf dem Acker

Vor zehn Jahren kannte in dem westafrikanischen Staat Benin noch so gut wie kein Bauer die Bohne mit dem botanischen Namen *Mucuna pruriens*. Wissenschaftler empfahlen sie vor allem den Landwirten im Süden des Landes. Dort waren die Böden erschöpft, die Maisernten fielen immer dürftiger aus und das Unkraut *Imperata* wucherte immer üppiger. Es war deshalb so weit gekommen, weil die Bauern nicht genügend Land haben, um immer wieder auf unbebaute Flächen auszuweichen, damit die alten Äcker sich erholen können. Und sie haben auch nicht genügend Geld, um sich Dünger zu kaufen. Seit die Bauern Mucuna anbauen, hat sich die Lage deutlich gebessert.

Die Bohnen bringen doppelten Nutzen. Zum einen spenden sie Schatten auf dem Acker und zum anderen sammeln sie mit ihren Wurzeln Stickstoff. Die Bauern müssen weniger Unkraut jäten und können mehr Mais ernten, der für sie das Hauptnahrungsmittel ist. Hundert Kilogramm Stickstoff und mehr pro Hektar bringt es, wenn man Mucuna allein anbaut. Wird dieser Acker dann mit Mais bestellt, erhält man drei bis vier Tonnen der goldgelben Körner ohne auch nur ein Gramm Stickstoff auf das Feld streuen zu müssen. Solche Erträge winken sonst nur, wenn vorher 130 Kilogramm Stickstoff gestreut wurden. Baut man Mais auf Flächen an, auf denen vorher eine Mischung aus Mais und *cowpea* stand, erhält man einen Ertrag von 1,3 Tonnen je Hektar. Würden in der gesamten Provinz Mono diese Bohnen angebaut, so hätte das eine Ersparnis von 6 500 Tonnen Stickstoff oder rund 1,85 Millionen US-Dollar pro Jahr zur Folge.

Der staatliche Beratungsdienst CARDER (Centre d'Action Regional pour le Developpement Rural) trug maßgeblich mit zu der Verbreitung des neuen Anbauverfahrens bei. 1990 testeten die Berater in der Provinz Mono in zwölf Dörfern mit 180 Bauern das System. 1991 wurden die Versuche auf weitere südliche Provinzen ausgedehnt und die Zahl der Bauern, die Mucuna testeten, stieg auf ungefähr 500. Große Nichtregierungsorganisationen wurden ebenfalls mit eingebunden und heute bauen etwa 14 000 Bauern in ganz Benin Mucuna an.

Quelle: Bob Carsky, Victor Manyong

richtige Anbautechnik und natürliche Feinde helfen den Bauern dabei, Unkraut und tierische Schädlinge unter Kontrolle zu halten. In vielen Projekten können die Bauern inzwischen völlig auf die chemische Keule verzichten. Allein schon dadurch haben sie mehr Geld in der Tasche als vorher. Von diesen Verfahren profitieren die Bauern am meisten, die als einzige Wasserquelle den Regen haben, denn sie konnten bislang wesentlich geringere Ernten einbringen als ihre Kollegen, die die Felder bewässern können.

Die Einführung neuer und lokal angepasster Pflanzensorten und Tierrassen lässt die Erträge ebenfalls steigen.

All diese Maßnahmen kamen bei den untersuchten Projekten und Initiativen entweder einzeln oder in verschiedenen Kombinationen zum Einsatz. Allerdings haben die Ertragszuwächse noch keine sichtlichen Spuren in den nationalen Statistiken hinterlassen. Das liegt daran, dass die meisten der zusätzlich erzeugten Nahrungsmittel an Ort und Stelle von den Bauersfamilien verzehrt werden. Lediglich geringe Überschüsse werden auf lokalen Märkten verkauft oder getauscht.

Möglich wurden all diese Erfolge vor allem durch eine bessere Ausbildung der Landwirte. Mehr als 90 Prozent der Bauern haben über längere Zeit an Ausbildungsmaßnahmen teilgenommen, wie die Auswertung der Projektdaten ergab.

Die Erfolge, mit denen die nachhaltige Landwirtschaft aufwarten kann, beeindrucken. Doch der Nutzen für die armen Bauern könnte noch viel größer sein: nämlich dann, wenn sie ihre Erzeugnisse weiter verarbeiten würden. Also beispielsweise das geerntete Obst trocknen, damit es länger hält, als Notvorrat für schlechte Zeiten. Und gut verkaufen ließe sich Trockenobst obendrein. Neben der Verarbeitung ist die Vermarktung der zweite Schwachpunkt, den die Autoren bei den von ihnen untersuchten Projekten ausgemacht haben. Lediglich bei rund 15 Prozent sind diese beiden Aspekte ein Thema.

 (Forts. S. 21)

Bangladesch: Es geht auch ohne Chemie

Die Bauern, die inzwischen eine der 6 000 Feldschulen besucht haben, setzten das Gelernte sofort auf ihren Reisfeldern um. Die 150 000 Landwirte gehören zu drei Projekten, bei denen *integrierter Pflanzenschutz* im Mittelpunkt steht. Also statt chemischem Pflanzenschutz beispielsweise der Einsatz von Nützlingen, die die Schädlinge fressen. Während einer ganzen Reisanbausaison werden die Bauern direkt auf dem Feld mit den neuen Methoden vertraut gemacht. Dabei geht es nicht nur um Pflanzenschutz, sondern auch darum, dass man in dem Wasser, das in den Reisfeldern steht, auch Fische halten kann und dass sich die Dämme rings um die Felder auch als Gemüsebeete eignen.

Zwar stiegen die Reiserträge mit den neuen Methoden nur geringfügig um fünf bis sieben Prozent, doch weil fast keine chemischen Pflanzenschutzmittel mehr verwendet werden, sanken die Produktionskosten erheblich. Vier Fünftel der Bauern verzichten sogar völlig auf Chemie. Rund 54 000 Hektar werden inzwischen so bewirtschaftet.

Die geschickte Kombination von Reisanbau mit Fisch- und Gemüseproduktion bringt den Bauern ein zusätzliches Einkommen von 250 US-Dollar pro Hektar. Und außerdem haben sie und ihre Familien jetzt das ganze Jahr über genügend zu essen.

Quelle: Desilles 1999

Mexiko: Vom armen Schlucker zum Vorzeigeunternehmen

Schlechte Ernten, kaputte Böden, schlechte Vermarktungsbedingungen und die extreme Armut ihrer Familien ließ eine Gruppe Kaffeeanbauer – allesamt Mayas – in der Provinz Chiapas im Süden Mexikos, an der Grenze zu Guatemala, enger zusammenrücken. Sie gründeten die Genossenschaft ISMAM (Indígenas de la Sierra Madre de Motozintla). Ihren Kaffe bauten sie fortan ökologisch an. Nach und nach erholten sich die Böden wieder, die Erträge stiegen. Der von ISMAM angebaute und vermarktete Biokaffee zählt inzwischen zu den Spitzenprodukten in diesem Segment. Heute ist die Genossenschaft eines der wichtigsten Agrarunternehmen des Landes. Es hat eigene Verarbeitungsanlagen und exportiert seine Produkte in die USA, nach Europa und Japan. Für den heimischen Markt werden Kaffeemischungen und löslicher Kaffee hergestellt.

Einen Teil der Gewinne dient der Ausweitung des Geschäfts, der andere Teil geht an die regionalen Komitees der Kooperative und wird dort in soziale Arbeit investiert. 1995 erhielt ISMAM den Nationalen Agrarexportpreis aus den Händen des mexikanischen Präsidenten. Die Genossenschaft genießt nun eine privilegierte Stellung, was Kredit und Unterstützung durch die Regierung betrifft. Heute produziert ISMAM nicht nur Kaffee, sondern ist auch in anderen Bereichen tätig wie beispielsweise im Ökotourismus.

Quelle: Ronald Nigh

Nachhaltige Landwirtschaft hat Potenziale. Doch ob diese ausreichen, den steigenden Nahrungsmittelbedarf auch tatsächlich am Ort des Verbrauchs zu decken, hängt noch von anderen Faktoren ab. Der wichtigste ist eine entsprechende Reform der jeweiligen nationalen Politik. Zwar haben sich in den letzten Jahren weltweit die Politiker zu nachhaltiger Landwirtschaft bekannt, doch bei den meisten ist es bei diesem Lippenbekenntnis geblieben, so die britischen Wissenschaftler Pretty und Hine:

> »Lediglich zwei Länder unterstützen auf nationaler Ebene ausdrücklich die nachhaltige Landwirtschaft – diese beiden Länder sind Kuba und die Schweiz. Eine weit größere Anzahl hat einzelne Elemente der Agrarpolitik mittels neuer Regelungen, Anreize, Umweltsteuern und administrativer Mechanismen reformiert. Diese haben eine beträchtliche, wenn auch nur partielle Wirkung. Systeme nachhaltiger Landwirtschaft können sowohl ökonomisch als auch ökologisch und sozial lebensfähig sein und positiv zur örtlichen Lebensqualität beitragen.«

Wirken nachhaltige Landwirtschaft und Politik zusammen, dann besteht die Möglichkeit, die Ernährungssicherheit von Millionen Menschen auf dem Lande zu verbessern.

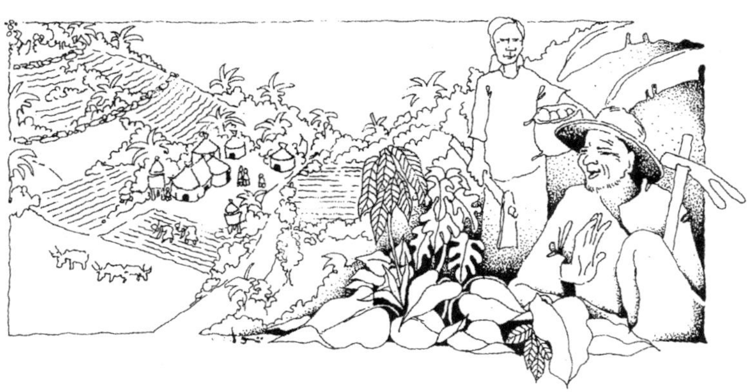

Nachhaltige Landwirtschaft ist vielgestaltig

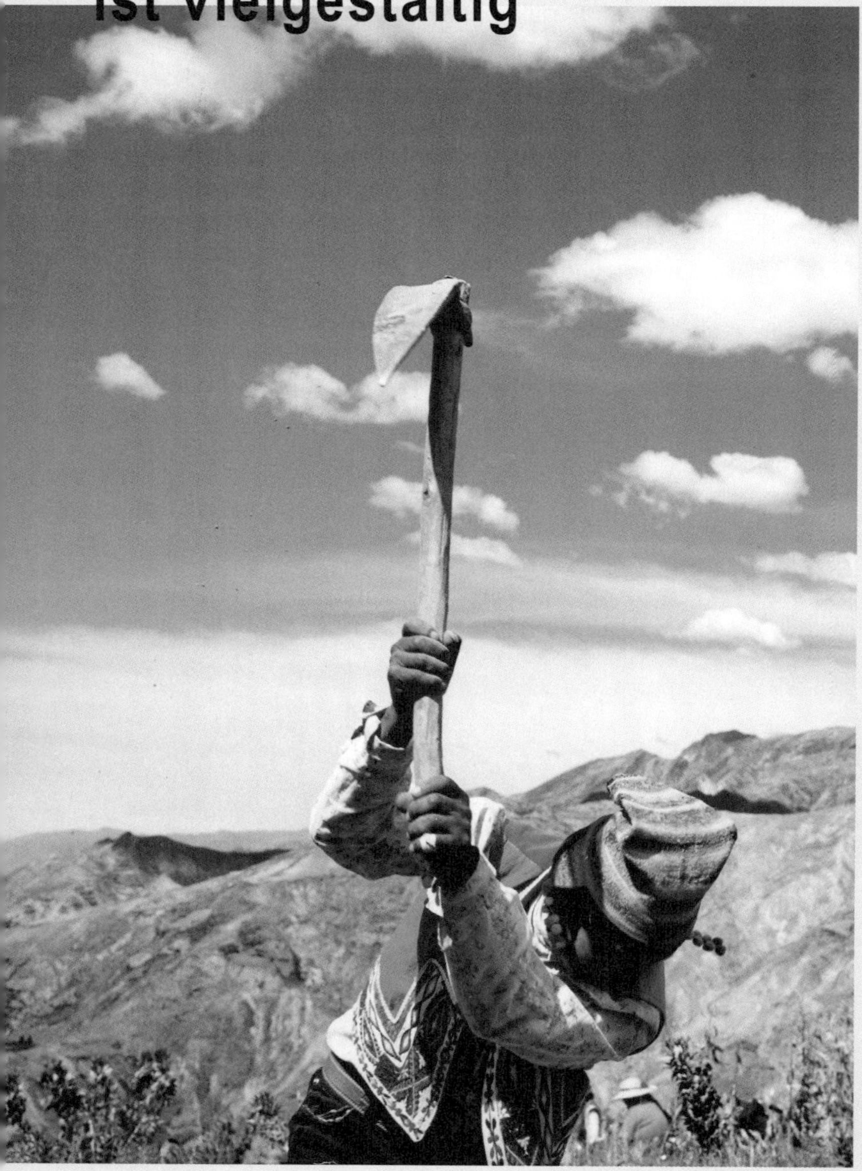

Nachhaltige Landwirtschaft ist multifunktional. In erster Linie werden natürlich Nahrungsmittel für die Bauersfamilie erzeugt, doch sie trägt auch zu einer ganzen Reihe öffentlicher Güter bei. Dazu gehören sauberes Wasser, Erhalt der Artenvielfalt, Überschwemmungsschutz und – weil die Böden das Wasser besser speichern können – Auffüllen der Grundwasservorräte oder eine bessere Landschaftsqualität. Sogar die Landflucht kann mithilfe der nachhaltigen Landwirtschaft eingedämmt werden, wie einige der Beispiele eindrucksvoll zeigen.

Kennzeichen nachhaltiger Landwirtschaft

Nachhaltige Landwirtschaft ...

- arbeitet mit Methoden und Verfahren, die die Produktivität des Bodens maximieren und gleichzeitig die schädlichen Auswirkungen auf Boden, Wasser, Luft und Artenvielfalt sowie die Gesundheit der Bauern und der Verbraucher minimieren.
- stellt Methoden und Verfahren in den Mittelpunkt, die Ressourcen erhaltend sind.
- zielt darauf ab, so wenig wie möglich nicht-erneuerbare und auf Erdölbasis hergestellte Betriebsmittel einzusetzen und sie langfristig abzuschaffen. Sie werden durch erneuerbare ersetzt.
- wendet Methoden und Verfahren an, die an die jeweiligen örtlichen Verhältnisse angepasst sind.
- bezieht die Bauern und Bäuerinnen mit ihrem Wissen, ihrem Können und ihren Fähigkeiten mit ein; sie ist partizipatorisch.

Der theoretische Unterbau

Für die Bewertung der Projekte und die Schlussfolgerungen, die die Autoren aus der Studie »SAFE-World« ziehen, werden zwei theoretische Modelle zu Grunde gelegt. Es ist zum einen das Kapital-Modell, das sowohl einzelbetriebliche als auch volkswirtschaftliche Aspekte berücksichtigt. Das zweite Modell betrachtet die multifunktionale Natur der nachhaltigen Landwirtschaft.

Das gesamte Kapital eines landwirtschaftlichen Betriebes wird in **fünf Kapitalarten** aufgeteilt: natürliches, soziales, menschliches, physisches und finanzielles Kapital. Diese Aufteilung gilt für die Produktionsmittel ebenso wie für sämtliche Erzeugnisse eines landwirtschaftlichen Betriebs – dazu gehören nicht nur Nahrungsmittel, sondern beispielsweise auch eine saubere Umwelt. Wenn die Erzeugnisse zur Vermehrung der einzelnen Kapitalarten beitragen, die dem Betrieb zur Verfügung stehen, dann hat ein Bauer gut gewirtschaftet.

Das **natürliche Kapital** ist die Lebensgrundlage. Es umfasst
- Nahrungsmittel (landwirtschaftlich erzeugte und wild wachsende),
- Holz und Fasern,
- Wasserversorgung und Wasserregulierung,
- Behandlung, Assimilation und Abbau von Abfällen,
- Nährstoffkreislauf und Nährstoffbindung,
- biologische Kontrolle von Krankheiten,
- Klimaregulierung,
- natürliche Lebensräume von Tieren,
- Schutz vor Stürmen und Flutkontrolle,
- Festsetzung von Kohlenstoff im Boden durch Einarbeitung organischer Masse,
- Bestäubung von Pflanzen,
- Erholung und Freizeit.

Das **soziale Kapital** befähigt die Menschen zur Zusammenarbeit und zum Aufbau von Beziehungen. Es umfasst
- Normen, Werte und Einstellungen;
- Beziehungen, die auf Vertrauen, Gegenseitigkeit und Verpflichtung beruhen;
- gemeinschaftliche Regeln und Sanktionen; diese können überliefert sein oder gemeinsam festgelegt werden;
- Netzwerke und Gruppen bilden die Struktur des sozialen Kapitals.

Das **menschliche Kapital** sind unsere erworbenen Fähigkeiten. Es basiert
- auf dem gesamten Wissen des Einzelnen,
- seiner Gesundheit und
- seiner Ernährung.

Es wird verbessert und vermehrt durch seinen Zugang zu Dienstleistungen wie
- Schulen,
- medizinische Dienste und
- Erwachsenenbildung.

Zusammenarbeit mit anderen steigert die Leistungsfähigkeit des Einzelnen. Besonders wichtig sind
- Führungsqualitäten und
- organisatorische Fähigkeiten.

Das **physische Kapital** macht unsere Arbeit produktiver. Es umfasst
- Wohngebäude und Fabriken,
- Marktinfrastruktur,
- Bewässerungsanlagen,
- Straßen und Brücken,
- Werkzeuge und Traktoren,
- Kommunikationseinrichtungen sowie
- Energie- und Transportsysteme.

Das **finanzielle Kapital** stellt unsere Ansprüche an private und staatliche Finanzsysteme dar. Dazu gehören beispielsweise
- Pensionen,
- Überweisungen,
- Sozialleistungen,
- Zuschüsse und
- Subventionen.

Doch erst durch die Einwirkung von Politik, Institutionen und Produktionsverfahren erhält man aus diesen fünf Kapitalarten die gewünschten **Erträge**. Solche Erträge sind zum Beispiel Nahrungsmittel, Arbeitsplätze, Wohlfahrt, wirtschaftliches Wachstum, saubere Umwelt, weniger Kriminalität, bessere Gesundheit und Schulen. Wünschenswerte Ergebnisse – hat man sie erreicht – wirken ihrerseits wieder auf die Gesamtheit des Kapitals zurück und helfen dieses zu vermehren, während unerwünschte Effekte wie beispielsweise Umweltverschmutzung oder Abholzung, erhöhte Kriminalität oder sozialer Zusammenbruch das Kapital schwächen.

Nachhaltige Systeme, seien es landwirtschaftliche Betriebe, Firmen, Gemeinschaften oder Wirtschaftssysteme, erhalten und vermehren das gesamte Kapital im Verlaufe der Zeit, somit hat jeder Einzelne mehr zur Verfügung. Dies ist ein ganz wesentliches Merkmal nachhaltiger Systeme. Nicht-nachhaltige Systeme dagegen zehren vom Kapital und lassen damit für kommende Generationen weniger übrig.

Das Multifunktions-Modell

Anders als andere Wirtschaftssektoren ist die Landwirtschaft von Natur aus multifunktional. Sie produziert mehr als nur Nahrungsmittel, Fasern oder Öl und sie hat eine tiefgreifende positive oder auch negative Wirkung auf Aspekte der lokalen, nationalen oder globalen Wirtschafts- und Ökosysteme. Landwirtschaftliche Systeme beziehungsweise die Menschen, die hier tätig sind, wirken mit ihrem Tun auf ihre Kapitalbasis und die anderer Wirtschaftszweige ein, sie wird laufend verändert – ein sich ständig wiederholender Vorgang. Nachhaltigere landwirtschaftliche Systeme tendieren daher dazu, einen positiven Effekt auf das natürliche, das soziale und das menschliche Kapital zu haben, wohingegen weniger nachhaltige Systeme zum Verbrauch dieses Kapitals führen.

Beispielsweise verlagert ein landwirtschaftliches System, das die organische Masse eines Bodens erschöpft oder den Boden erodiert, um Nahrungsmittel zu erzeugen, die Kosten nach außen; sie müssen von der Allgemeinheit getragen werden. Dagegen trägt ein System, das durch die Anhäufung organischen Materials in den Böden Kohlenstoff festsetzt, durch die Beeinflussung des Klimawandels zum einen zu einem öffentlichen, zum anderen zu einem privaten Gut bei: zur Verbesserung der Bodengesundheit.

Gleichfalls trägt ein vielgestaltiges landwirtschaftliches System, das die vorhandenen Nützlinge hegt und pflegt und sie für die Schädlingsbekämpfung nutzt, zu einer größeren Artenvielfalt bei als modernisierte Systeme, die die Nützlinge ausrotten. Und

(Forts. S. 28)

Honduras, Guatemala und Nicaragua: Wieder Brot und Arbeit

In Honduras und Guatemala profitieren rund 45 000 Bauernfamilien von ihrem Wechsel zur nachhaltigen Landwirtschaft, denn die Getreideerträge sind von 0,4 bis 0,6 Tonnen je Hektar auf 2 bis 2,5 Tonnen gestiegen. Eigene Versuche haben den Bauern dabei geholfen, die Maßnahmen genau auf die örtlichen Bedingungen abzustimmen. Sie verwenden Gründüngungspflanzen, Schatten spendende *Deckpflanzen*, Ackerstreifen wechseln sich mit Grasstreifen ab, das dient ebenso dem Erosionsschutz wie die Steinriegel. Tierdung bringt zusätzliche Nährstoffe in die Böden.

Diese Programme haben die örtliche Wirtschaft zu neuem Leben erweckt. Die Bodenpreise und Stundenlöhne sind innerhalb des Projektgebietes höher als außerhalb und die Familien sind aus den Hauptstädten wieder zurück auf's Land gezogen. Die nachhaltige Landwirtschaft nutzt auch den Wäldern. Die Bauern sagen, sie müssten sie nicht länger abholzen, weil sie jetzt die Technologie hätten, dauerhaft ein und dasselbe Stück Land zu bebauen.

In ganz Zentralamerika unterstützen inzwischen verschiedene Nichtregierungsorganisationen den Anbau von *Körnerleguminosen*, insbesondere von *Mucuna pruriens*. Die Hülsenfrüchte dienen als *Gründünger* und versorgen so den Boden gleichzeitig mit der dringend benötigten organischen Masse. Etablierte Netzwerke wie beispielsweise Campesino a Campesino in Nicaragua sorgen hier und in anderen Ländern der Region dafür, dass sich dieses einfache Verfahren schnell verbreitet.

Quelle: Roland Bunch, Bunch 2000

landwirtschaftliche Systeme, die Arbeitsplätze schaffen, können die Abwanderung der arbeitsfähigen Bevölkerung bremsen oder sogar Menschen aus der Stadt wieder zurück aufs Land locken.

Die Schlüsselfrage, die sich nicht nur für die Entwicklungsländer stellt lautet: Gibt es Möglichkeiten und Wege, die Nahrungsmittelerzeugung zu steigern, indem die positiven Wirkungen verbessert und die negativen gleichzeitig ausgeschlossen werden? Es wird nicht einfach sein, da die landwirtschaftliche Entwicklung der Vergangenheit dazu tendierte, sowohl die Multifunktionalität der Landwirtschaft als auch die auf die Allgemeinheit abgewälzten Kosten zu ignorieren. Glücklicherweise gab es in den vergangenen Jahren genügend Beweise, die zeigen, dass es tatsächlich möglich ist, mehr Nahrungsmittel zu erzeugen und gleichzeitig das natürliche, soziale und menschliche Kapital zu verbessern.

Viele kleine Schritte

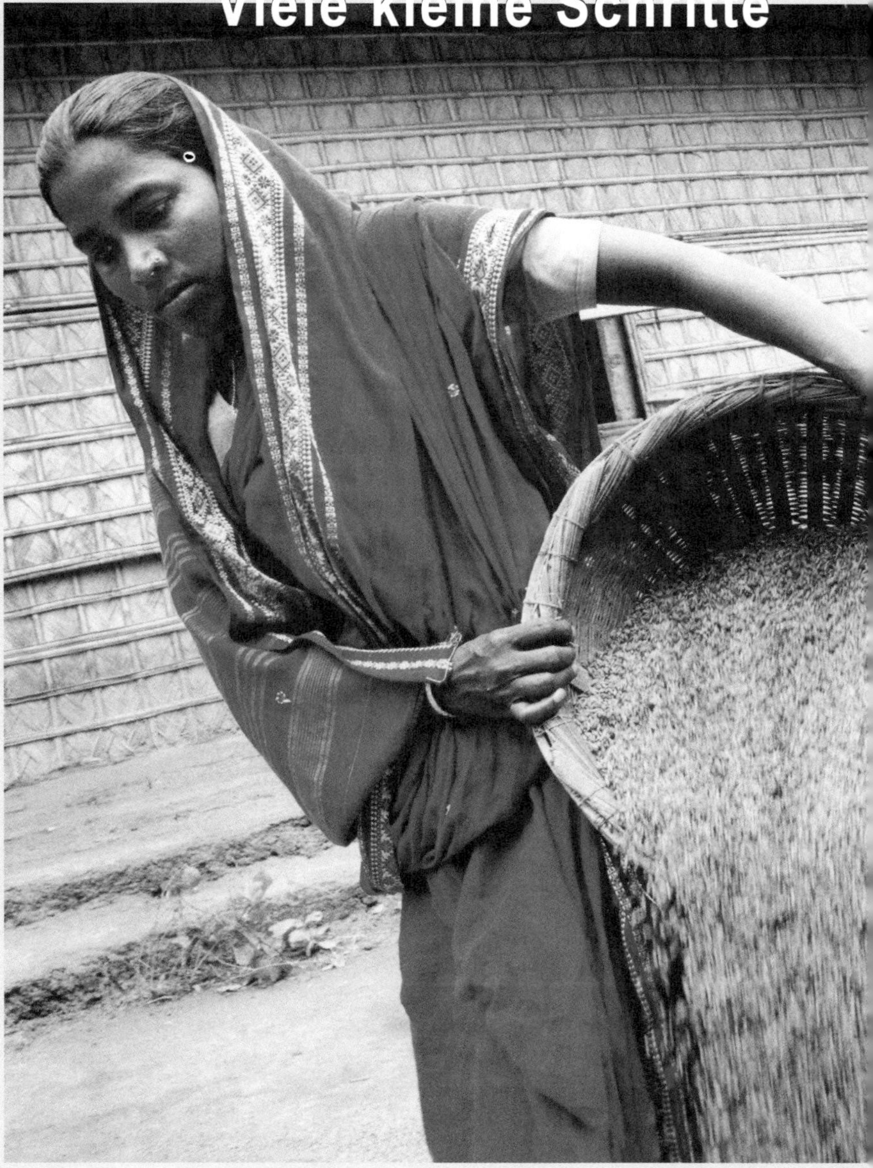

Fälschlicherweise wird gemeint, man müsse einen radikalen Wechsel vollziehen, wenn man eine andere als die bisherige Art von Landwirtschaft durchsetzen will. Doch dem ist nicht so. Man kann auch kleine Schritte machen – und viele kleine Schritte führen ebenfalls zum Erfolg. Das haben die Ergebnisse der Felduntersuchungen der SAFE-World-Studie gezeigt. Diese vielen kleinen Verbesserungsschritte wurden zu neun Gruppen zusammengefasst.
Die Ergebnisse zeigen, dass offensichtlich mehr Aufmerksamkeit auf betriebliche Verbesserungen und auf Verbesserungen innerhalb der Gemeinschaft verwandt wird als darauf Wege zu finden, wie die Bauern an die Märkte und damit an die Verbraucher angebunden werden können. Und die Wertsteigerung der Erzeugnisse steht auch nicht im Mittelpunkt der Bemühungen. Man weiß auch, dass viele Haushalte in ihren Aktivitäten durch ungenügenden Zugang zu Krediten gehemmt werden, aber nur jedes sechste Vorhaben beinhaltet ein Mikrofinanz-Element.

In jedem der 208 Projekte wurden mindestens zwei Bereiche verbessert, aber nie mehr als sieben. Der Hauptanteil lag bei drei bis sechs.

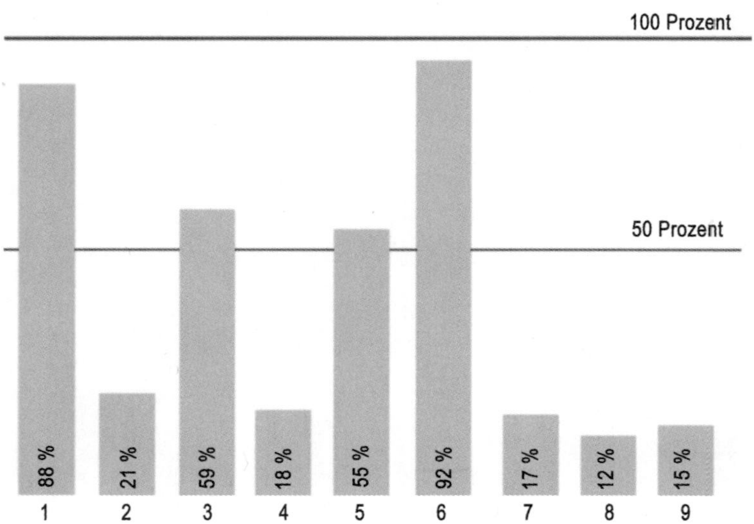

(vgl.: Die neun Verbesserungsmöglichkeiten S. 31)

Die neun Verbesserungsmöglichkeiten

Verbesserung	Anteil der Projekte in %
1. Bessere Nutzung lokal vorhandener natürlicher Ressourcen	88
2. Intensivierung von Teilkomponenten in landwirtschaftlichen Systemen (Gärten, Obstgärten, Teiche)	21
3. Diversifizierung durch Hinzufügen neuer regenerativer Komponenten	59
4. Bessere Nutzung nicht-erneuerbarer *Input*s und externer Technologien	18
5. Soziale und partizipatorische Prozesse, die zu gemeinsamer Aktion einer Gruppe führen	55
6. Schaffung menschlichen Kapitals (human capital) durch kontinuierliches Lernen	92
7. Zugang zu erschwinglichem Kapital (Kredite, Zuschüsse,Subventionen)	17
8. Wertsteigerung durch Verarbeitung	12
9. Wertsteigerung Vermarktung	15

Nepal: In Jajarkot gibt es jetzt Essen satt

Dieses Programm ist eines der drei Projekte, in dem sieben verschiedene Verbesserungen durchgeführt wurden. Es fördert die nachhaltige Produktion von Nahrungsmitteln in 31 Dörfern von Jajarkot Khalanga; unterstützt wird es von Action Aid Nepal. Die Maßnahmen bauen auf dem Wissen und den Fähigkeiten der lokalen Bevölkerung auf. Das schafft soziales Kapital. Die Hauptwirkung des Programms beruht jedoch auf der gesteigerten Nahrungsmittelproduktion. Etwa 40 Prozent der 580 teilnehmenden Haushalte, die in 44 Gruppen organisiert sind, sind inzwischen komplette Selbstversorger. Möglich wurde dies durch *Zwischenpflanzungen* und *Agroforstwirtschaft*, *Gründünger* und Kompost verbesserten den Boden. Mit zum Erfolg trug aber auch die neue Vielseitigkeit bei. Die Bauern haben jetzt Obstbäume, Bienen, Schafe, Kaninchen, Baumwolle und Blumen, die Gärten wurden intensiviert. Rauchfreie Herde, Trockentoiletten und Gemeindegruppen, die lokale Spar- und Kreditsysteme unterhalten, ergänzen die landwirtschaftlichen Maßnahmen. Weitere Programmpunkte sind die Unterstützung kleiner Unternehmen, verstärkte Erwachsenenbildung und Zugang zu Gesundheitseinrichtungen.

Quelle: JPP 1997-1999; Chris Evans, persönlicher Kommentar 1999

Madagaskar: Mit neuer Anbaumethode sechsmal mehr Reis

Das System der Reisanbauintensivierung (SRI) wurde in Madagaskar von dem Franzosen Henri de Lalaunie in den 1980-er-Jahren entwickelt. Seit 1990 wird es von der *Association Tefy Saina* gefördert und vom Cornell International Institute for Food, Agriculture and Development in New York wissenschaftlich begleitet.

SRI hat die Reiserträge der Bauern von zwei auf fünf, zehn oder sogar 15 Tonnen je Hektar schnellen lassen, und zwar ohne den Einsatz gekaufter Pflanzenschutz- oder Düngemittel. Die Methode des Jesuitenpaters bricht mit den herkömmlichen Anbauregeln und nutzt so das vorhandene genetische Potenzial der Reispflanzen.

Die Methode

- Normalerweise werden die Reissetzlinge nach etwa 30 Tagen ausgepflanzt, manchmal auch erst nach 40 bis 50 Tagen. Bei der SRI-Methode kommen die jungen Pflänzchen bereits nach acht bis zwölf Tagen auf's Feld. Das fördert die Bestockung, der Reis entwickelt 50 bis 80 Triebe verglichen mit fünf bis 20 bei konventionell gepflanzten.
- Normalerweise werden die Setzlinge eng gepflanzt, damit Unkraut wenig Chancen hat. Bei der SRI-Methode beträgt die Entfernung zwischen den einzelnen Pflanzen mindestens 25 Zentimeter, und statt in Reihen werden sie in einem gitterartigen Muster angeordnet. Das erleichtert die mechanische Unkrautbekämpfung und senkt die benötigte Saatgutmenge von hundert auf etwa sieben Kilogramm je Hektar. Die größeren Zwischenräume geben den Pflanzen mehr Raum zum Wachsen, sie haben ein besseres Wurzelwerk und sind dadurch standhafter als der dicht an dicht gepflanzte Reis.
- Die meisten Wissenschaftler und Bauern glauben, dass Reis eine »Wasserpflanze« ist und daher am besten in stehendem Wasser gedeiht. Bei der SRI-Methode jedoch werden die Felder während des vegetativen Wachstums der Pflanzen nicht überflutet. Es kommt nur so viel Wasser auf die Felder, dass der Boden

feucht bleibt. Er darf aber auch mal für drei bis sechs Tage trocken sein. Erst nach der Blüte werden die Reisfelder überflutet und 25 Tage vor der Ernte dann wieder trockengelegt – wie beim konventionellen Reisanbau. Diese Anbaumethode fördert ein besseres Wurzelwachstum.

❍ Überflutung ist der konventionelle Ansatz zur Unkrautbekämpfung. Bei der SRI-Methode müssen die Landwirte bis zu vier mal jäten – entweder mechanisch oder von Hand. Bauern, die das Unkraut wachsen lassen, ernten dennoch das zwei- bis dreifache im Vergleich zum konventionellen Anbau. Diejenigen, die jäten, ernten sogar das vier- bis sechsfache.

❍ Gedüngt wird bei dieser Anbaumethode mit Kompost statt mit Mineraldünger.

❍ Die Ertragssteigerungen beim Reis sind bei der SRI-Methode so außerordentlich, dass sie bis vor kurzem von den Wissenschaftlern einfach ignoriert wurden. SRI stellte so viele Prinzipien des bewässerten Reisanbaus in Frage, dass viele Fachleute mit völliger Skepsis reagierten. Aber die Zahl der Bauern, die ihren Reis nach der SRI-Methode anbauen, ist der Beweis für die Wirksamkeit und Leistungsfähigkeit des Systems.

Man schätzt, dass in Madagaskar bislang etwa 20 000 Bauern die komplette SRI-Methode übernommen haben. Allerdings geht Tefy Saina davon aus, dass zwischen 50 000 und 100 000 Bauern im Moment mit Einzelelementen der Methode experimentieren. Das Cornell-Institut half Forschungseinrichtungen in China, Indonesien, auf den Philippinen, in Kambodscha, Nepal, Elfenbeinküste, Sri Lanka, Kuba, Sierra Leone und Bangladesch lokale Versuche mit der Methode zu machen. In sämtlichen Fällen stiegen die Reiserträge um das Mehrfache. In China beispielsweise wurden im ersten Jahr Erträge von neun bis 10,5 Tonnen je Hektar erreicht, der nationale Durchschnitt liegt bei sechs Tonnen.

Quelle: Norman Uphoff, 2000 a, b

Mehr als die Summe der Einzelmaßnahmen

Jede Verbesserung, auch wenn sie isoliert angewandt wird, trägt positiv zur Produktionssteigerung bei. Aber der große Nutzen kommt erst durch die richtige Kombination. Mit Blick auf die SRI-Methode in Madagaskar formuliert Norman Uphoff vom Cornell-Institut: »Keine Maßnahme für sich allein trägt so viel zum Ergebnis bei wie alle Maßnahmen zusammen. Dann ist das Ergebnis nicht nur die Summe der einzelnen Maßnahmen, sondern ein Vielfaches dessen, was die Einzelmaßnahmen erbringen.« Deshalb sind Boden und Wasser konservierende Maßnahmen, die Terrassierungen und ähnlichen Maßnahmen den Vorrang geben, um Verluste natürlichen Kapitals zu verhindern weniger wirkungsvoll als die Kombinationen mit biologischen Methoden, die darauf abzielen, die Produktivität des Systems zu erhöhen.

Landwirtschaftliche Systeme sind beträchtlich produktiver, wenn sie zusätzlich Eiweiß beispielsweise in Form von Fisch, Schrimps oder Krabben produzieren und Gemüse auf den Dämmen rings um die Reisfelder und in den Gärten. Auch das Wasser wird in diesen Fällen erheblich wirkungsvoller eingesetzt und die Umwelt weniger verschmutzt. Durch solche Kombisysteme haben sich die Lebensverhältnisse der ländlichen Bevölkerung auf mancherlei Weise verbessert: größere Nahrungssicherheit, mehr Selbstvertrauen und für die Kinder mehr Chancen zum Schulbesuch.

Ein gutes Beispiel für den Erfolg, den man mit der Kombination verschiedener Verfahren erzielen kann, ist auch der »normale« Bewässerungsreis. Hier bringt der Umstieg auf eine nachhaltigere Landwirtschaft zwar nur einen relativ geringen Anstieg des Hektarertrags um fünf bis zehn Prozent, doch in dem Moment, in dem die Bauern damit anfangen, die Nährstoff- und Wasserversorgung und das Bodenmanagement neu zu gestalten, steigt der Ertrag weiter.

Solche Synergie-Effekte werden durch vereinfachende Analyse-Methoden nicht immer richtig bewertet oder auch gar nicht erfasst.

Auch wenn dies wie ein Aufruf klingt, die »Integrierte ländliche Entwicklung« wieder einzuführen – ein inzwischen in Misskredit geratener Begriff auf Grund der hohen Kosten für ländliche

Entwicklungsprojekte in den 1970-er- und 1980-er-Jahren – es ist keiner. Der wesentliche Unterschied zwischen **nachhaltiger Landwirtschaft** und **Integrierter ländlicher Entwicklung** besteht im Verfahren selbst und darin, wer plant. »Integrierte« Systeme werden komplett von externen Fachleuten geplant oder den Menschen sogar aufgedrängt. Sie haben einen geringen Bezug zu den Bedürfnissen und Wünschen der lokalen Bevölkerung und auch zu den Zwängen, denen diese Menschen ausgesetzt sind. Daher sind sie eher zum Scheitern verurteilt. Doch wenn eine Neuausrichtung der Wirtschaftsweise aus einem partizipatorischen Prozess heraus entsteht, wenn die betroffenen Menschen also selbst maßgeblich an der Planung und Umsetzung beteiligt waren, dann besteht eine größere Wahrscheinlichkeit, dass sie stark und nachhaltig wirkt.

Die in den untersuchten Projekten am weitesten verbreiteten Mechanismen waren Ertragsverbesserungen mit regenerativen Technologien wie beispielsweise *Gründüngung*, die Verwendung von neuem Saatgut oder neue Tierrassen. In Zahlen bedeutet das: 56 Prozent der Bauern arbeiten mit entsprechenden Verfahren, die auf 89 Prozent der Fläche zum Einsatz kommen, welche im Zusammenhang mit der SAFE-World-Studie erfasst wurden. Dies entspreicht einem Anteil von 60 Prozent der untersuchten Projekte.

Die Intensivierung der Gärten erfolgte bei einem Fünftel der Projekte. Da aber die Gartenparzellen klein sind, macht das lediglich 0,7 Prozent der Fläche aus. Die bessere Nutzung von Land und Wasser bewirkte in 14 Prozent der Projekte eine größere Anbauintensität. Das entspricht etwa einem Drittel der Bauern und acht Prozent der Fläche. Die Einbindung neuer produktiver Elemente – hauptsächlich Fisch und Schrimps im *Nassreis* – erfolgte nur bei vier Prozent der Projekte und machte den geringsten Anteil der Bauern und der Fläche aus.

Da die Einführung regenerativer Elemente und die Einführung neuer und lokal angepasster Pflanzensorten und Tierrassen die am weitesten verbreiteten Mechanismen der Ertragssteigerung sind, wurden sie genauer analysiert. Dabei zeigte sich ganz klar, dass die Verfahren der nachhaltigen Landwirtschaft zu einer wesentlichen Zunahme der Nahrungsmittelerzeugung führen. Bei den 89 näher untersuchten Projekten betrug der Anstieg der Erträge je Hektar im Allgemeinen: 50 bis 100 Prozent im *Regen-*

feldbau, in manchen Fällen auch bedeutend mehr und fünf bis zehn Prozent im *Bewässerungsfeldbau*; allerdings waren hier die Erträge vorher schon höher als beim Regenfeldbau.

Kein Fall für die Statistik

Für 96 Projekte, für die es eine verlässliche Datenbasis über Erträge, Fläche und Anzahl der Bauern gab, wurden die zusätzlichen Erträge der Nahrungsmittelproduktion pro Haushalt berechnet (Tabelle S. 38). Dazu erfolgte eine Unterteilung in drei Gruppen. Die eine sind die großen kommerziellen Betriebe in Lateinamerika, speziell in Argentinien, Brasilien und Paraguay, die zweite besteht aus Betrieben, die Wurzelfrüchte anbauen, und die dritte Gruppe umfasst die Betriebe mit einer Größe von weniger als fünf Hektar.

Das Ergebnis:

- Für 4,42 Millionen Bauern auf 3,58 Millionen Hektar stieg die Nahrungsmittelproduktion pro Haushalt und Jahr um 1,71 Tonnen; das ist ein Anstieg um 73 Prozent.
- Für 146 000 Bauern, die auf 542 000 Hektar Knollen- und Wurzelfrüchte wie Kartoffeln, Süßkartoffeln und *Kassava* anbauen, betrug der Anstieg in der Nahrungsmittelproduktion 17 Tonnen pro Haushalt und Jahr; das entspricht einer Steigerung von 150 Prozent.
- Für die größeren Betriebe in Lateinamerika mit einer durchschnittlichen Fläche von 90 Hektar pro Betrieb stieg die Gesamtproduktion um 150 Tonnen pro Haushalt und Jahr; das ist ein Plus von 46 Prozent.

Diese Verbesserungen sowohl bei den Erträgen als auch bei der Nahrungsmittelproduktion pro Haushalt lassen eine wichtige Frage laut werden: Warum tauchen sie bislang in keiner nationalen Statistik auf? Wir vermuten, dass die Mehrerzeugung schlicht und einfach in die Mägen der Bauern und ihrer Familien wandert und eventuelle Überschüsse auf den lokalen Märkten getauscht oder verkauft werden, denn verschiedene Projekte berichteten von Überschüssen und regionalen Steigerungen der Produktion.

Tabelle: Zusammenfassung der Zuwächse in der Nahrungsmittelproduktion pro Haushalt nach/mit nachhaltiger Landwirtschaft

	kleine Betriebe (< 5 ha/Haushalt)		**Große Betriebe**
	Getreide und andere Nahrungsmittel (keine Knollenfrüchte) (n = 76)	nur Knollenfrüchte (n = 14)	nur Mais (n = 4)
Zahl der Landwirte	4,42 Mio	0,146 Mio	0,349 Mio
durchschn. Fläche/Haushalt	1,4 ha (s = 1,53)	1,27 ha (s = 1,72)	90,3 ha (s = 66,8)
Durchschn. Bruttonahrungsmittelerzeugung vor/ohne nachhaltige Landwirtschaft (Tonnen/Haushalt/Jahr)	2,33 t (s = 3,47)	11,02 t (s = 13,7)	328 t (s = 216)
Durchschn. Bruttonahrungsmittelerzeugung pro Haushalt nach/mit nachhaltiger Landwirtschaft (Tonnen/Haushalt/Jahr)	4,04 t (s = 5,27)	27,51 t (s = 35,8)	480 t (s = 217)
Durchschn. Zuwachs der Nahrungsmittelproduktion (Tonnen/Haushalt/Jahr)	1,17 t (s =2,86)	16,49 t (s = 26,5)	151,6 t (s = 48,6)
Durchschnitt	3,27 t (s =27,6)		

Die Art und Weise wie das Plus an Nahrungsmitteln den Menschen zugute kommt, ist unterschiedlich. Das kann in Form von mehr Mahlzeiten pro Tag der Fall sein oder durch mehr Eiweiß, Gemüse und Milch auf dem Speisezettel oder durch beides. Erst wenn, im wahrsten Sinne des Wortes, der Hunger der ländlichen Familien gestillt ist, werden sich die Produktivitätssteigerungen merkbar auf die nationalen oder sogar internationalen Märkte durchschlagen.

Zum Beispiel: In Bushenyi in Uganda litten früher die Menschen in der Zeit von Oktober bis Dezember unter starker Nahrungsmittelknappheit. Ein Projekt steigerte die Bananen- und Viehproduktion so enorm, dass die Bauern in der Region nun jede Woche 330 Tonnen Bananen und 2,7 Tonnen Fleisch verkaufen können. Und auch in En Nahud im Sudan trägt die nachhaltige Landwirtschaft dazu bei, dass die Menschen mehr zum Essen haben. Die 10 000 Tonnen zusätzlich erzeugten Nahrungsmittel für die 15 000 Haushalte wurden alle von der lokalen Bevölkerung aufgegessen. Kein einziges Kilo fand den Weg in die nationale Statistik.

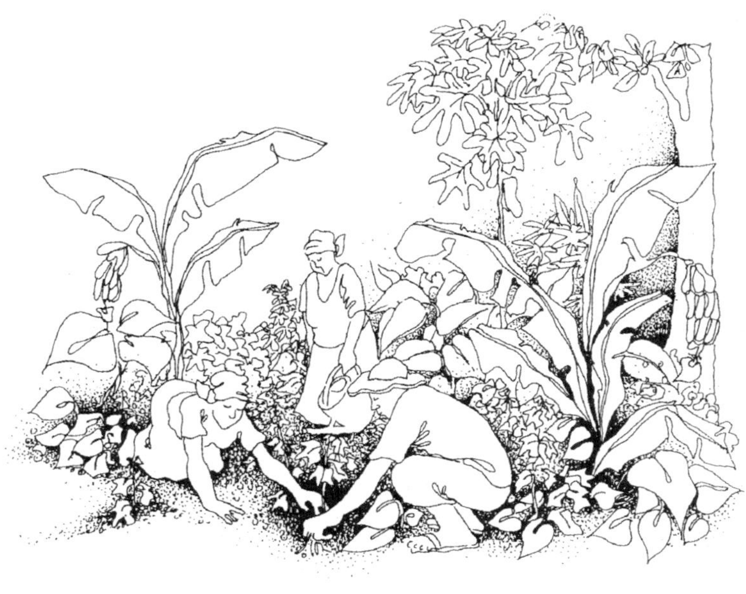

Äthiopien: Heute verkaufen sie Überschüsse

In West-Äthiopien bestellen 12 500 Bauernfamilien seit der Dürre von 1984 ihre Felder von zusammen 5 000 Hektar nach den Methoden der nachhaltigen Landwirtschaft. Im Rahmen des Projektes wurden neue Gemüsesorten und neue Bäume, darunter auch Obstbäume, eingeführt. Organischer Dünger dient zur Verbesserung der Bodenfruchtbarkeit, Schädlinge und Krankheiten werden mit natürlichen Methoden bekämpft, Veterinärdienste helfen den Bauern, ihr Vieh gesund zu halten.

Die Ernährungssituation im Projektgebiet verbesserte sich um 70 Prozent, die Erträge stiegen um 60 Prozent. Manche Bauern ernten sogar so viel, dass sie kleine Mengen auf dem Markt verkaufen und sich so dringend benötigtes Geld für ihre Familien dazu verdienen können. Auf diese Art und Weise kann sich eine Region jetzt selbst ernähren, die früher völlig von Nahrungsmittelhilfe abhängig war, ja, sie kann sogar noch Lebensmittel abgeben. Das eigentliche Versprechen des Programms liegt aber in der Tatsache, dass Bauern auch außerhalb des Projektgebietes inzwischen selbstständig Verbesserungen durchführen, zu denen sie früher durch Food-for-Work-Maßnahmen ermuntert werden mussten.

Quelle: Food for the Hungry International

Die Ernährungssicherheit eines ländlichen Haushalts ist von verschiedenen Faktoren abhängig:

- von einer ausreichenden Versorgung mit Nahrung, die beispielsweise in Kilokalorien gemessen wird; dabei ist es egal, ob die Nahrungsmittel selbst angebaut oder gekauft werden.
- für eine gesunde Ernährung ist eine Nahrungszusammensetzung wichtig, die den nötigen Mix an Eiweiß, Kohlehydraten, Fetten, Vitaminen und Minerstoffen enthält
- von einer angemessen Menge und Vielfalt während des ganzen Jahres, speziell in den Monaten, in denen die Nahrungsmittel knapp sind oder unsicher oder beides.

Natürlich bleibt dem einzelnen Haushalt nur ein Teil der Ernte zum Essen übrig. Das lässt sich beispielhaft an folgenden Zahlen zeigen: Zwar haben 4,42 Millionen Bauern jeweils 1,71 Tonnen Nahrungsmittel mehr auf einem Hektar geerntet, nachdem sie auf die nachhaltige Landwirtschaft umgeschwenkt waren. Doch von dieser Menge bleiben nur rund 0,8 Tonnen oder 800 Kilogramm zum Essen übrig – der Rest wird verfüttert oder fällt tierischen Schädlingen zum Opfer. Doch diese 800 Kilo reichen aus, um entweder zwei Erwachsene oder einen Erwachsenen und zwei Kinder ein ganzes Jahr lang zu ernähren.

Oder – eine andere Rechnung: Nehmen wir einen typischen 6-Personen-Haushalt mit zwei Eltern, einem Großelternteil und drei Kindern. Wenn wir annehmen, dass es im Jahr eine dreimonatige Periode mit ernsthafter Nahrungsunsicherheit gibt, in der der Verbrauch lediglich 20 Prozent des normalen Verbrauchs beträgt, dann bedeutet dies eine jährliche Minderung des Verbrauchs von 300 bis 420 Kilogramm. Um diese Lücke zu schließen, muss die Netto-Nahrungsmittelproduktion, also das, was tatsächlich zum Essen übrig bleibt, um 20 Prozent gesteigert werden. Wie wir in den empirischen Daten gezeigt haben, ist die durchschnittliche Steigerung tatsächlich aber größer.

Die Bedeutung der nachhaltigen Landwirtschaft für die Nahrungssicherheit der bäuerlichen Familien liegt zum einen in der mengenmäßigen Steigerung der Erträge und zum anderen in der größeren Vielfalt dessen, was die Betriebe erzeugen. Beides trifft auf die meisten Projekte und Initiativen zu. Eine besondere Rolle als »Ernährer« der Familien spielen die Gärten. Weil sich im Laufe der Zeit sowohl das natürliche als auch das menschliche Kapital vermehrt, sind diese Flächen langfristig produktiv. Wichtig ist dabei der Zeithorizont. Wenn landwirtschaftliche Systeme eine niedrige Kapitalausstattung haben, entweder von Anfang an oder durch Degradation des Bodens, dann ist ein plötzlicher Schwenk zu »nachhaltigeren« Praktiken, die auf dieses Kapital aufbauen, nicht sofort erfolgreich – oder zumindest nicht so erfolgreich, wie er eigentlich sein könnte. In Kuba beispielsweise produzierten organisch bewirtschaftete Gärten im Jahr 1994 insgesamt 4 200 Tonnen Nahrungsmittel. 1999 war ihre Zahl bereits beträchtlich gestiegen, ebenso die Produktivität der einzelnen Fläche – von 1,6 Kilogramm pro Quadratmeter auf 19,6 Kilogramm pro Quadratmeter. Die erzeugten Nahrungsmittel beliefen sich auf 727 000 Tonnen.

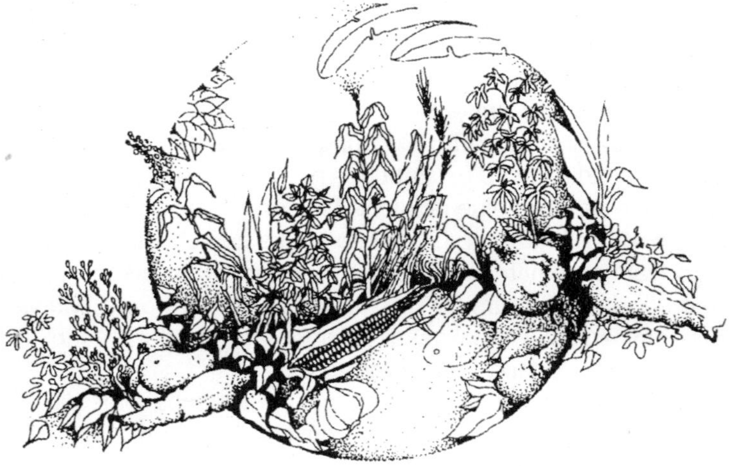

Malawi: Fisch und Gemüse füllen die Kassen

Eine im Verlauf der Zeit steigende Produktivität wurde auch in Fischteichen in Malawi festgestellt. Forscher verglichen den Ertrag von 35 Fischteichen über sechs Jahre hinweg. 1990 betrug dieser 0,8 Tonnen je Hektar, er stieg beständig und betrug 1996 1,45 Tonnen. Der Grund dafür war die Einbindung der Fischteiche in den Nährstoffkreislauf der Betriebe. Landwirtschaftliche und Haushaltsabfälle wanderten als Fischfutter in die Teiche und führten so im Laufe der Zeit zu ständig steigenden Erträgen. »Wenn die Bauern besser wissen, wie dieses neue System funktioniert und sein Potenzial einschätzen können, dann sind sie zunehmend in der Lage, die künftige Entwicklung in Richtung mehr Produktivität und Profitabilität zu lenken« (Brummet 2000).

Das Internationale Zentrum für Living Aquatic Resources Management (ICLARM) arbeitet daran, die Teichwirtschaft bei ärmeren Bauern zu einem festen Bestandteil der Landwirtschaft zu machen. Gemeinsam mit den Bauern erfassen die Wissenschaftler die Ressourcenströme auf den Betrieben um herauszufinden, welche Kombinationen den größten Erfolg versprechen. Das Zentrum arbeitet mit etwa 2 000 Bauern an der Steigerung der Gemüseerzeugung in den Gärten und an der Erhöhung der Fischproduktion in den Teichen. Diese umfassen oft nur 500 Quadratmeter, das sind gerade einmal rund drei Prozent der gesamten Betriebsfläche, die durchschnittlich 1,5 Hektar beträgt. Die Intensivierung dieser Komponente führte bereits zu bedeutsamen Verbesserungen in der Ernährungssicherheit. Doch auch die Gemüseerträge sind gestiegen, und zwar auf 2 700 bis 4 000 Kilogramm je Hektar – zusammen mit den Fischen eine neue Nahrungsquelle für die Haushalte. Und auch eine neue Geldquelle, denn der Fisch-Gemüse-Mix bringt den Betrieben etwa 70 Prozent ihres gesamten Geldes. Unter dem Strich haben diese Bauern sechsmal mehr in der Kasse als herkömmlich wirtschaftende.

Damit es funktioniert, brauchen die Bauern allerdings ständige Betreuung durch Fachleute. Denn bei Landwirten, die nicht in den Genuss einer solchen kamen, fielen die Erträge rapide ab. Das System ist nach Ansicht von Experten zu kompliziert.

Quelle: Randall Brummet, Daniel Jama; Brummet 2000

SAFE-World-Projekte und landwirtschaftliche Ökosysteme

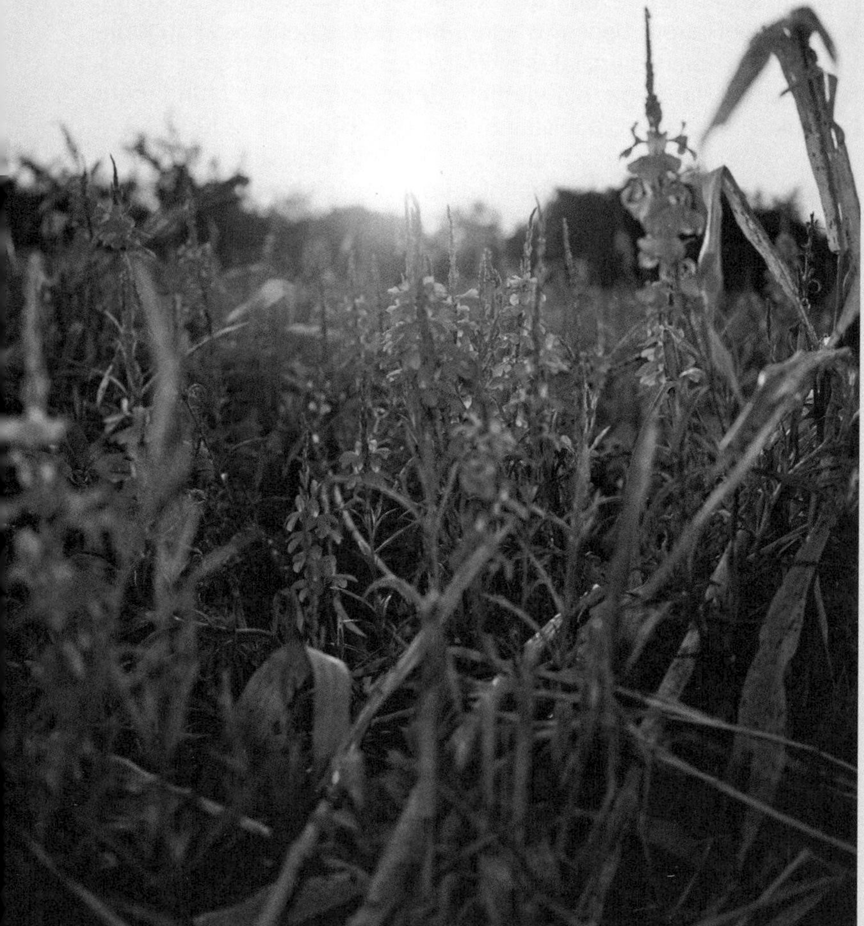

Verteilung der SAFE-World-Projekte auf die landwirtschaftlichen Ökosysteme

Landwirtschaftliche Ökosysteme	Anzahl der Projekte	Anteil an allen untersuchten Projekten (%)
I. Nassreis	26	13
II. Arider und semi-arider Hirse-anbau	29	14
III. Mais, Weizen, Reis und Leguminosen (Hochland und nicht bewässerte Gebiete)	34	70
IV. Intensiver Weizen- und Maisanbau	10	5
V. Gärten und Teilkomponenten (inkl. Milchviehhaltung)	57	28
VI. Tropische Wurzeln und Knollen	14	7
VII. Bananen und Kochbananen als Grundnahrungsmittel in gemischten Systemen	5	2
VIII. Gebirgslandwirtschaft	6	3
XI. Extensive Weidehaltung	2	1
X. Intensive Weidehaltung und Systeme mit Fütterung	0	0
XI. Intensiver Garten- und Obstbau	0	0
XII. Faserpflanzen	9	4
XIII. Plantagen und Estate Crops (Pflanzen auf Plantagen und Großbetrieben)	8	3

Anmerkung: Die Summe der Anteile beläuft sich auf mehr als 100 Prozent, weil einige der Projekte zu verschiedenen landwirtschaftlichen Ökosystemen gleichzeitig gehören.

Erst durch einen Vergleich mit den üblichen Anbaumethoden wird klar, welche Veränderungen die Verfahren der nachhaltigen Landwirtschaft bereits bewirkt haben und welche Potenziale noch in ihnen schlummern. Ermöglicht wird ein solcher Vergleich durch Einteilung der landwirtschaftlichen Systeme weltweit in **13 landwirtschaftliche Ökosysteme**. Sie werden im Folgenden kurz vorgestellt:

I. Nassreis

Bei der Verankerung verschiedener Methoden der nachhaltigen Landwirtschaft spielen die so genannten **Feldschulen für Bauern** eine wichtige Rolle. Hier erfahren sie beispielsweise, dass Pflanzenschutz auch ohne Gift funktioniert. Statt der chemischen Keule, die nur noch in Ausnahmefällen zum Einsatz kommt, arbeiten die Reisanbauer auf ihren Feldern inzwischen mit ökologisch verträglichen Maßnahmen wie Nützlingen, die die Schädlinge auffressen, weiteren Abständen von einer Pflanze zur anderen, Sortenmix oder sie tolerieren ganz einfach eine bestimmte Menge Unkraut. Das spart Geld, weil nur noch wenig Pflanzenschutzmittel gekauft werden müssen und ist außerdem gut für die Gesundheit der Bauern und der Verbraucher. Die einen kommen weniger mit giftigen Substanzen in Berührung und bei den anderen sind es weniger Rückstände im Essen. Auf den Reisertrag selbst wirken sich diese Maßnahmen jedoch wenig aus. Trotzdem lassen sich die Erträge von den Reisfeldern insgesamt steigern wenn man dort noch zusätzlich Fische oder Krabben mästet.

Nur wenn das gesamte Anbauverfahren geändert wird wie beispielsweise in Madagaskar (vgl. S. 33-34) bringt der Reis höhere Erträge. Die wichtigsten Merkmale dieses neuen Verfahrens sind weit auseinander gesetzte Pflanzen, regelmäßiges Unkrautjäten, das Auspflanzen ganz junger Setzlinge sowie abwechslungsweise nasse und trockene Phasen während des Wachstums anstatt ständig nasser Füße für die Reispflanzen. Damit kann man den Reisertrag pro Hektar vervierfachen.

In den Projekten mit nachhaltiger Landwirtschaft organisieren sich die Bauern in Gruppen. Das führt zu besserer Zusammenarbeit und zu mehr Vertrauen untereinander, zu Bildung von mehr sozialem Kapital also. Diese Bauern haben bewiesen, dass sie inzwischen besser und gerechter mit dem Wasser umgehen können und dass auch bei Wasserknappheit alle genügend abbekommen. Das zeigte sich beispielsweise in Sri Lanka. Dort schlossen sich vor einigen Jahren in Gal Oya und Mahaweli nach einer längeren Problemfindungs- und Diskussionsphase eine halbe Million Bauern zu rund 33 000 Wassernutzer-Vereinigungen zusammen. Das gesamte Management für das Bewässerungswasser der Reisfelder liegt seitdem in der Hand der Bauern. Das Wasser wird jetzt besser genutzt, die Reiserträge sind gestiegen und in dem Maße, wie die Landwirte die Kontrolle über das Wasser übernommen haben, gingen die Beschwerden über eine ungerechte Wasserverteilung bei der Bewässerungbehörde auf nahezu Null zurück. Die Wassernutzer-Vereinigungen haben sich zu einer festen Institution entwickelt, die sich längst auch anderer Probleme annimmt.

Die bisher erreichten Verbesserungen in den *Nassreis*-Systemen sind vielversprechend, aber um weitere Ertragssteigerungen zu erzielen, ist ein besseres Boden- und Nährstoffmanagement als bisher notwendig, eine Neuausrichtung des Anbauverfahrens nach dem Modell aus Madagaskar sowie die Nutzung der Biotechnologie in der Reiszucht.

II. Arider und semi-arider Hirseanbau

Hier führten die Methoden der nachhaltigen Landwirtschaft nicht nur zu beachtlich höheren Hirseerträgen, sondern auch zu Produktivitätszuwächsen des gesamten Systems. Das hatte wesentliche Verbesserungen bei der Nahrungsversorgung der einzelnen Haushalte zur Folge. Voraussetzung dafür ist, dass die Bauern das Regenwasser mit verschiedenen Methoden auffangen und speichern. Dadurch lassen sich entweder die Getreideerträge auf dem bereits vorhandenen Ackerland verbessern oder man kann solche Flächen wieder kultivieren, die bereits vollständig aufgegeben worden waren oder von denen man angenommen hatte, sie seien nicht länger fruchtbar.

Aber auch die Verbesserung der Bodenfruchtbarkeit spielt eine Rolle. Das wird mit organischem Material wie Tierdung oder Kompost erreicht. Zusammen mit bestimmten Verfahren der

Bodenkonservierung führt dies zu einer besseren Verfügbarkeit von Nährstoffen und zu einer besseren Wasserhaltefähigkeit der Böden.
Die größten Herausforderungen in diesen Systemen sind die Sicherung des Wassers und die Bereitstellung von ausreichend Nährstoffen und organischem Material in den Böden. Die Zuführung von Nährstoffen, entweder über Gesteinsphosphat oder über Mineraldünger, ist wohl langfristig der einzige Weg, die Nachhaltigkeit der Produktion zu sichern. Kurzfristig können sich die Bauern mit Viehdung oder mit Pflanzen behelfen, die den Luftstickstoff binden.

III. Mais, Weizen, Reis und Leguminosen – Hochland und nicht bewässerte Gebiete

In diesem System spielen die *Leguminosen* eine große Rolle. Die Hülsenfrüchte treten dabei in verschiedenen ›Rollen‹ auf. Zum einen als Partner der jeweiligen Hauptfrucht, also gleichzeitiger Anbau beispielsweise von Mais und *mucuna pruriens* oder *Jackbohne* auf ein und demselben Acker. Oder sie dienen den kleineren Pflanzen als Schattenspender, dann spricht man von Leguminosen als Deckfrucht. Sie können aber auch für sich allein angebaut werden, nachdem der Mais oder der Weizen das Feld geräumt haben. Diese Variante hilft bei der Unterdrückung des Unkrauts, das sich sonst auf der abgeernteten Fläche breit machen würde und dient gleichzeitig als so genannter *Gründünger*. Das bringt organische Masse und im Fall der Leguminosen auch eine Menge Stickstoff in den Boden.

Eine ähnliche Wirkung hat auch die *Agroforstwirtschaft*. Bei dieser Kombination land- und forstwirtschaftlicher Anbaumethoden spenden die Bäume den kleineren »Partnern« Mais und Reis Schatten und schützen gleichzeitig den Boden vor dem Austrocknen und vor Erosion. Zusätzlich wird auch noch Stickstoff im Boden gebunden und Phosphat freigesetzt.

Spezielle Gräser, die gezielt angebaut werden, sorgen mit den für sie jeweils typischen chemischen Substanzen dafür, dass sich tierische Schädlinge und Nützlinge auf den Feldern das Gleichgewicht halten. Biologischer Pflanzenschutz statt chemischem also. Und ebenso wie beim Hirseanbau wird auch bei die-

(Forts. S. 50)

Burkina Faso, Niger: Neue Technik macht Land wieder fruchtbar

In Burkina Faso wurde bereits aufgegebenes und degradiertes Land in den Trockengebieten mithilfe einer neuen Wassersammel- und -speichermethode verbessert. Es handelt sich um Tassas oder Zais, 20 bis 30 Zentimeter tiefe Löcher, die in den Boden gegraben und mit einer dünnen Erdschicht bedeckt werden und durch den Einfluss von Wind und Wasser verhärten. Die Löcher werden mit Tierdung gefüllt, das verbessert den Gehalt des Bodens an organischer Masse. Diese Maßnahme regt auch die Aktivität der Termiten an und erhöht die Menge des einsickernden Wassers. Wenn es regnet, füllen sich die Löcher mit Wasser, dann kann Hirse gepflanzt werden. Begleiter der Tassas sind Steinriegel.

In Burkina Faso wurden so etwa 100 000 Hektar Ackerland wieder hergestellt – jeder Hektar produziert 0,7 bis eine Tonne Getreide pro Jahr. Die Erträge ohne Tassas, halbmondförmige Steinriegel und *Kontur*-Streifen aus Steinen belaufen sich auf 0,15 bis 0,3 Tonnen pro Hektar und Jahr. Sie steigen auf 0,4 Tonnen mit Dünger und in einem schlechten Regenjahr und auf 0,7 bis eine Tonne in einem guten Regenjahr. Eine durchschnittliche Familie schafft damit das fast Unmögliche. Ohne diese Methode fehlen ihr im Jahr 644 Kilogramm Getreide, das bedeutet, dass sechseinhalb Monate im Jahr Schmalhans bei ihr zu Gast ist. Mit dem neuen Verfahren hat diesselbe Familie plötzlich Hirse im Übermaß, und zwar exakt 135 Kilogramm. Tassas sind dort am besten geeignet, wo die Familie über genügend Hände verfügt, die die zusätzliche Arbeit machen oder wo Landarbeiter als Arbeitskräfte eingestellt werden können. Inzwischen entstand ein Netzwerk junger Tagelöhner, die diese Technik beherrschen und, anstatt abzuwandern, von Dorf zu Dorf ziehen um die steigenden Bedürfnisse der Bauern zu befriedigen. Im Nachbarstaat Niger wurden mit der gleichen Methode ähnliche Erfolge erzielt. Im Distrikt Illéla wurden so etwa 5 800 Hektar bereits aufgegebenes Ackerland wieder zurück gewonnen. Davon profitieren rund 6 000 Haushalte in 77 Dörfern. Gelernt haben es die nigrischen Bauern bei einem Besuch ihrer Kollegen in Yatemga in Burkina Faso.

Quelle: Alberta Mascaretti, FAO; Reij 1996; Hassan 1996

sem System das Regenwasser gezielt aufgefangen und gespeichert.

All diese Maßnahmen führten zu kräftigen Anstiegen der Hektarerträge bei Mais, Weizen und Reis. Sie betrugen zwischen 50 und 100, in manchen Projekten sogar um 200 Prozent. Ebenfalls zugenommen hat die Artenvielfalt auf den Äckern. Denn wenn der Getreideertrag steigt, vermindern die Bauern normalerweise die Anbaufläche, weil sie nur so viel Mais oder Weizen erzeugen, wie sie für sich und ihre Familie brauchen. Auf der übrigen Fläche bauen sie etwas anderes an: beispielsweise Obst oder Gemüse. Manche Bauern halten zusätzlich auch noch Vieh. Trotz der Erfolge gibt es bei diesem landwirtschaftlichen System noch einiges zu verbessern. Funktionale Pflanzen wie die Gräser, die das Zusammenspiel der Schädlinge und Nützlinge regeln, müssen in Zukunft noch stärker eingesetzt werden. Auch die Bodengesundheit bedarf der Verbesserung und es muss in Zukunft stärker darauf geachtet werden, dass mithilfe der Anbaumethoden die im Boden vorhandenen Nährstoffe Phosphor und Kali besser genutzt werden können.

IV. Intensiver Weizen- und Maisanbau

Die Methoden der nachhaltigen Landwirtschaft führten dazu, dass die Pflüge hier vom Feld verbannt wurden. Der Boden wird nur minimal bearbeitet und ist das ganze Jahr über bedeckt – entweder mit Getreide und Mais in Kombination mit *Deckpflanzen* oder mit Gründüngungspflanzen. Das führt zu Ertragssteigerungen von zehn bis 30 Prozent und ist zusätzlich gut für die Umwelt. Es vermindert die Bodenerosion und reduziert auch das Treibhausgas Kohlendioxid, das ja von den Pflanzen aufgenommen wird. Und wenn diese dann eingearbeitet werden, verschwindet mit ihnen auch das CO2 im Boden.

In diesen Projekten waren die Bauern auch maßgeblich an der Züchtung neuer Pflanzensorten beteiligt. Versuchswesen und »Tauglichkeitsprüfung« der neuen Sorten lag in ihren Händen. Denn die Bauern sind genauso Profis wie beispielsweise professionelle Züchter – nur eben auf einer anderen Ebene.

V. Gärten und Teilkomponenten einschließlich Milchviehhaltung

Gärten sind sehr produktiv, auf sie konzentrieren sich verschiedene Ressourcen: Arbeitskraft und Wissen, Nährstoffe und organische Abfälle sowie Wasser. Die Gärten können aber auch eine wichtige Quelle für tierische Erzeugnisse sein, da Kleinbauern und sogar landlose Haushalte oft ein bis zwei Milchkühe besitzen, einige Hühner, ein Schwein oder eine Ziege. Aber auch andere Parzellen eines landwirtschaftlichen Betriebes mit fruchtbarem Boden können äußerst produktiv sein.

Nachhaltige Landwirtschaft in diesem System bedeutet, dass Gärten intensiv ökologisch bewirtschaftet werden. So genannte *double-dug beds* ermöglichen einen ganzjährigen Gemüse- und Obstanbau. In den Betrieben, die zu dieser Gruppe gehören, hatte jede Familie eine Milchkuh, dementsprechend wurde auch mehr Milch verzehrt als bei Haushalten ohne Milchvieh, und das Einkommen der Familien war ebenfalls höher als das derjenigen, die keine Kühe besaßen. Auch andere Nutztiere wie Schweine oder Hühner werden oft gehalten. Überhaupt wird alles, was intensiv nutzbar ist auch so genutzt. Die Baumgärten sind so angelegt, dass mehrere Etagen gebildet werden, wobei in der untersten Wurzelfrüchte wachsen. Und dass in den Gärten extra Fischteiche angelegt werden ist auch keine Seltenheit.

Dies führt zu beachtlichen Steigerungen der Nahrungsmittelproduktion für die Familien. Das ist vor allem ein Plus für die Gesundheit der Frauen und Kinder, die mehr und qualitativ höherwertiges Essen haben und sich ausgewogener ernähren können. Außerdem bessern die Frauen mit dem Verkauf eventueller Überschüsse ihre Haushaltskasse auf. Durch die Intensivierung der Gärten ist jetzt in vielen Fällen die Nahrungsmittelversorgung ganzjährig gesichert, während früher die Familien möglicherweise mehrere Monate unter Mangel gelitten haben, so wie beispielsweise in Swaziland im Winter oder in Kenia während der Trockenzeit.

In Zukunft müssen die landwirtschaftlichen Entwicklungsprogramme ihre Aufmerksamkeit diesen sehr produktiven Parzellen widmen und Gärten als einen wesentlichen Teil der landwirtschaftlichen Strategie betrachten und nicht als etwas, das man ignorieren kann. Außerdem ist mehr Forschung nötig, um die potenziellen nützlichen Synergien zwischen den verschiedenen Teilkomponenten und den Gärten zu verstehen.

VI. Tropische Wurzeln und Knollen

Lediglich sieben Prozent der SAFE-World-Projekte enthielten Angaben zu Veränderungen bei tropischen Wurzeln und Knollen. Die hauptsächlichen Verbesserungen im Zusammenhang mit nachhaltiger Landwirtschaft sind Sortenselektion und Versuche, die von den Bauern durchgeführt werden sowie integrierte Pflanzenschutzmaßnahmen. Die Ausbildung dafür erhalten die in den Feldschulen.

Trotz relativ weniger Daten zu diesen Systemen lässt sich eindeutig feststellen, dass wesentliche Steigerungen in der Produktion tropischer Wurzel- und Knollenfrüchte möglich sind. Durch den Übergang zu nachhaltiger Landwirtschaft stiegen bei *Kassava* und Süßkartoffeln die Erträge um das zwei- bis dreifache.

VII. Bananen und Kochbananen als Grundnahrungsmittel in gemischten Systemen

Bananen und Kochbananen sind vor allem in Ostafrika ein Grundnahrungsmittel. Auch für dieses landwirtschaftliche Ökosystem ist die Stichprobe in der Studie klein, denn sie umfasst nur zwei Prozent der Projekte. Aber diese zeigen vielversprechende Produktivitätszuwächse im Bereich der kleinbäuerlichen Landwirtschaft. Die Erträge stiegen um 100 bis 200 Prozent und damit wurden aus Haushalten mit Nahrungsmitteldefiziten solche mit Nahrungsmittelüberschüssen. Die meisten Veränderungen erfolgten durch ein besseres Boden- und Nährstoffmanagement, einschließlich der Verwendung von *Gründünger* und *Deckpflanzen*. Weiteren Nutzen für die Zukunft erhofft man sich vor allem von neuen Zuchtmethoden, die zu *Nematoden* resistenten Sorten führen.

VIII. Gebirgslandwirtschaft

In den hoch gelegenen Regionen konzentrierten sich die Projekte der nachhaltigen Landwirtschaft vor allem auf die Verbesserung des Kartoffelanbaus durch die Einbindung von *Leguminosen* als Stickstofffänger und erhöhte Felder als Frostschutzmaßnahme. Dazu kamen noch Anbauversuche, die von den Bauern eigenverantwortlich durchgeführt wurden sowie Sortenversuche. Das führte zu Ertragssteigerungen von etwa 40 bis 60, in manchen Fällen sogar bis zu 200 Prozent.

IX. Extensive Weidehaltung, X. Intensive Weidehaltung und Systeme mit Fütterung sowie Systeme mit XI. intensivem Garten- und Obstbau waren nicht Gegenstand dieser Studie.

XII. Faserpflanzen

Lediglich 0,04 Prozent der weltweit erzeugten Baumwolle werden ökologisch angebaut. Nur in vier Prozent der untersuchten Projekte spielte Baumwolle eine Rolle.

XIII. Pflanzen auf Plantagen und Großbetrieben

Plantagenpflanzen sind in bestimmten Ländern für viele Haushalte äußerst wichtig. Entweder leben die Menschen als Pflanzer davon oder als Arbeiter auf Großbetrieben und Plantagen. Die meisten Plantagenpflanzen waren nicht Gegenstand dieser Studie, mit Ausnahme des ökologischen kleinbäuerlichen Kaffeeanbaus in Mexiko und Kenia. In diesen nachhaltig und ökologisch wirtschaftenden Betrieben haben sich die Kaffeeerträge gegenüber vorher verdoppelt.

In der Tabelle auf Seite 57 sind die Wirkungen der nachhaltigen Landwirtschaft auf die unterschiedlichen landwirtschaftlichen Ökosysteme sowie auf die Umwelt zusammengefasst.

Bolivien: Den ärmsten Bauern wachsen jetzt mehr Kartoffeln

Die Organisation World Neighbours arbeitet seit den 1980-er-Jahren in Nordpotosí im Hochland von Bolivien (2 800-4 000 Meter) an der Ertragssteigerung im Kartoffelanbau. Die sandigen Lehmböden leiden unter starker Erosion und die hohe Bevölkerungsdichte hat dazu geführt, dass Hänge bis zu einer Neigung von 50 Grad noch ackerbaulich genutzt werden. Eine hohe Analphabetenrate, Mangel an landwirtschaftlicher Forschung und Beratung und tiefer Argwohn der dort lebenden Menschen waren ernsthafte Herausforderungen für das Projekt. Der Gesundheitszustand der Bevölkerung war alarmierend. Von 1 000 Säuglingen starben 200, die Rate der Müttersterblichkeit lag bei 100 von 1 000 und die durchschnittliche Lebenserwartung betrug gerade mal 36 Jahre.

Zuerst versuchte das Projekt die Viehhaltung und die Maiserzeugung zu verbessern. Doch nach verschiedenen Fehlschlägen baten die Kleinbauern darum, das Augenmerk auf die Kartoffeln zu richten. Sie hatten Interesse daran, neue Sorten zu testen, mit denen man die Nahrungssicherheit verbessern und gleichzeitig die traditionellen Anbaumethoden beibehalten konnte. Die Kartoffelerträge variierten erheblich von einem Berghang zum anderen, von einer Schlucht zur anderen. Diesen Umständen Rechnung zu tragen war eine der Hauptaufgaben. Um das zu erreichen, wurden die Bauern bei ihren Versuchen unterstützt, die neuen Methoden an die lokalen Bedingungen anzupassen. Die Gemeinschaften wählten ihre eigenen Bauern-Promotoren, deren Aufgabe die Verbreitung des neuen Wissens war.

Die Kleinbauern haben bei ihren Feldversuchen viele Kartoffelsorten bewertet, sie experimentierten mit einheitlichen Pflanzabständen und in die Tiefe gehender Bodenbearbeitung, testeten *Gründünger*pflanzen – speziell Lupinen – und Tierdung und experimentierten mit unterschiedlichen Pflanzgutgrößen. Das Ergebnis: Die rund 2 000 Bauern ernten jetzt statt vier Tonnen zehn bis 15 Tonnen Kartoffeln vom Hektar.

Ein Beispiel für den Weg, den dieses Projekt eingeschlagen hat, weg von den üblichen landwirtschaftlichen Methoden, ist die Einbindung von Lupinen in die Fruchtfolge. Lupinen können 200 Kilogramm Stickstoff je Hektar und Jahr binden und eignen sich außerdem noch als *Gründünger*. Zuerst waren die Bauern skeptisch, aber ihre lange Erfahrung mit Versuchen ließ sie dann doch das Ganze in der Praxis testen. Die Kartoffelerträge stiegen unmittelbar von 1,78 auf 8,5 Tonnen je Hektar und noch einmal auf 13 Tonnen bei der Zugabe von Schafmist. Die Lupinen kosten die Bauern 18 US-Dollar pro Hektar im Vergleich zu 170 US-Dollar für eine vergleichbare Menge an Mineraldünger.

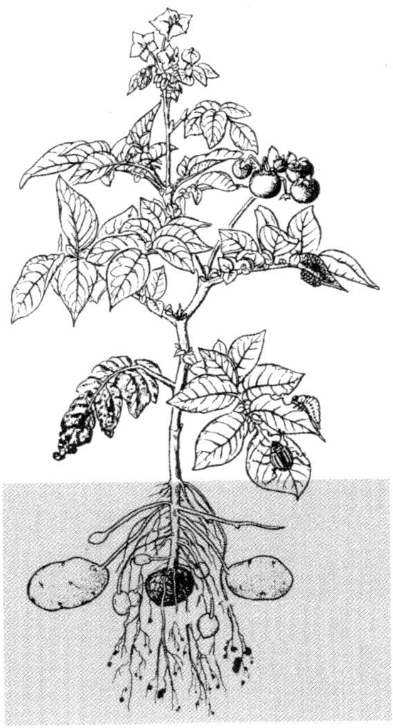

Die Familien haben jetzt genügend zu essen, der Gesundheitszustand der Menschen hat sich verbessert. Nachdem die Erträge gestiegen waren, verringerten viele Bauern die Größe ihres Feldes, manchmal um bis zu 90 Prozent, und konzentrierten ihre ganze Aufmerksamkeit und ihr ganzes Können auf die verbliebene Parzelle. Die verminderte Feldgröße, so stellte sich heraus, hatte große Vorteile für die Frauen – sie machte es ihnen leichter, den Hof zu bewirtschaften, während die Männer auf der Suche nach Arbeit in die Städte zogen.

Quelle: Ed Ruddell, Ruddell et al. 1999

Mexiko: Mit Biokaffee zum Erfolg

In der mexikanischen Isthmusregion im Süden des Landes haben sich die kleinen Kaffeeanbauer bereits vor Jahren zusammengeschlossen. Bekannt wurden sie unter dem Namen UCIRI, Verband der indianischen Gemeinden am Isthmus. Sie bauen Biokaffee an und vermarkten ihn auch. Sein Anbau stellt höhere Anforderungen an das Können der Bauern als normaler Kaffee und ist auch arbeitsintensiver. Die Pflanzer um Oaxaca bauen die Sträucher quer zum Hang an, um so die Bodenerosion zu stoppen. Außerdem legen sie noch das gejätete Unkraut und abgeschnittene Zweige zwischen die Kaffeepflanzen. Das hilft ebenfalls gegen Erosion. Jeder Kaffeestrauch wird auf eine halbmondförmige Terrasse gepflanzt. Früher wurden die Kaffeekirschen im fließenden Gewässer entpulpt, das führte zu einer beachtlichen Wasserverschmutzung; heute bringen die Bauern das Fruchtfleisch zurück auf die Felder. Zuvor wird es allerdings noch zusammen mit Viehdung, Kalk und Grüngut kompostiert. Dieses verbesserte System brachte eine Ertragssteigerung von 35 Prozent gegenüber vorher, das entspricht einer Menge von 600 bis 1 200 Kilogramm Kaffeebohnen.

UCIRI hat 4 800 Mitglieder und gehört damit zu einem der größten indigenen Verbände am Isthmus von Tehuantepec. Gemeinsam haben die Bauern die nötige Infrastruktur aufgebaut: für den Transport, die Lagerhaltung, die Verarbeitung und den Export. Den Zuschlag, den sie von Fair-Trade Organisationen für ihren Biokaffee bekommen, verwenden sie für soziale Zwecke, vor allem zur Verbesserung der Schulen. UCIRI ist inzwischen ein richtiges Wirtschaftsunternehmen, das Krankenversicherungen anbietet, im Transportwesen mitmischt und eigene Läden betreibt.

Tabelle: Zusammenfassung der Wirkungen nachhaltiger Landwirtschaft in 10 von 13 Agro-Ökosystemen

Agro-Ökosystem	Anzahl der Projekte mit Ertragsveränderungen				Neue Pflanzen oder Tiere Farmsystem	Weiterreichende Umweltwirkungen
	<10%	10-50%	50-100%	>100%		
I. Reis	11	9	3	7	Fisch im Reis Gemüse on bunds	verminderter Pestizideinsatz
II. Hirse	0	3	9	10	gesteigerte Anbauintensität	gesteigertes Wasserhaltevermögen
III. Mais im Regenfeldbau usw.	2	16	17	21	Leguminosen/ Bäume	gesteigertes Wasserhaltevermögen, verminderte Sturmschäden
IV. Weizen – Mais	1	4	2	2		gesteigerte Kohlenfreisetzg., verminderte Erosion, kleiner Rückgang im Pestizideinsatz
V. Hausgärten	0	2	0	3	ganzjährig Gemüse, Fisch in Teichen, Hühner, Milchkühe, Schweine usw.	lediglich kleine Flächen des Systems veränderten sich
VI. Tropische Wurzeln/Knollen	0	1	2	2		
VII. Bananen/Kochbananen	0	0	1	1		
VIII. Gebirgslandwirtschaft	1	1	2	6		
XII. Faserpflanzen (Baumwolle)	1	4	1	0		verminderter Pestizideneinsatz
XIII. Plantagen (Kaffee)	0	0	0	2		verminderter Pestizideneinsatz
Summe	16	40	37	54		

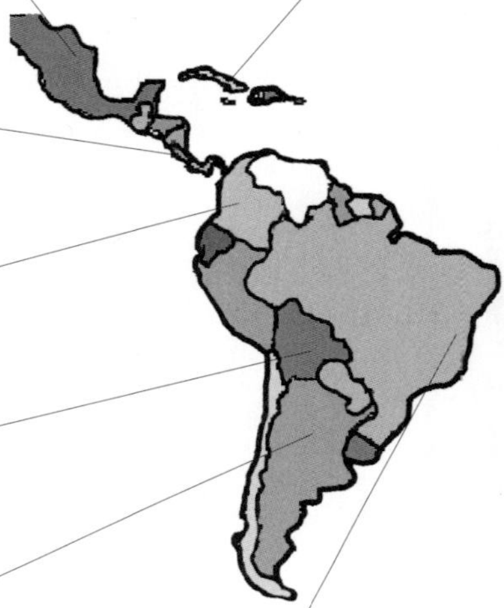

Mexiko
Vom armen Schlucker zum Vorzeigeunternehmen (S. 20)

Mit Biokaffee zum Erfolg (S. 56)

Kuba
Alternative Aggrarpolitik (S. 102)

Honduras, Guatemala, Nicaragua
Wieder Brot und Arbeit (S. 27)

Kolumbien
Den größten Nutzen haben die ärmeren Haushalte (S. 76-77)

Bolivien
Den ärmsten Bauern wachsen jetzt mehr Kartoffeln (S. 54-55)

Argentinien
... »ein Zeichen für den guten Menschenverstand der Bauern« (S. 81-82)

Brasilien
Keine Bodenbearbeitung – weniger Kosten, höhere Erträge (S. 70)

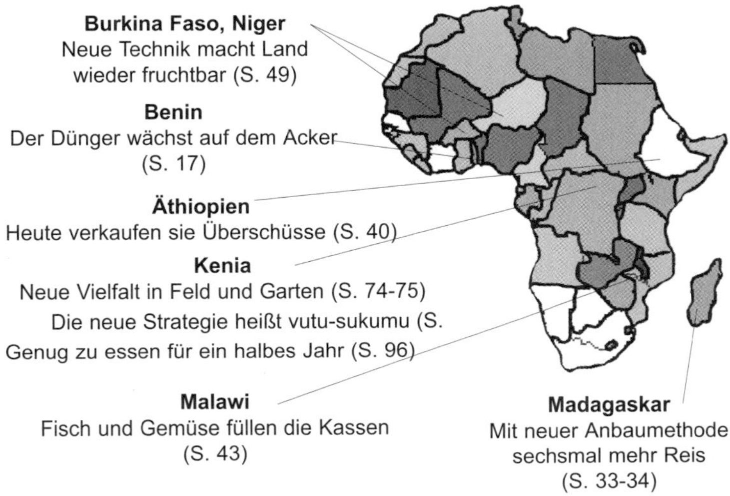
Burkina Faso, Niger
Neue Technik macht Land wieder fruchtbar (S. 49)
Benin
Der Dünger wächst auf dem Acker (S. 17)
Äthiopien
Heute verkaufen sie Überschüsse (S. 40)
Kenia
Neue Vielfalt in Feld und Garten (S. 74-75)
Die neue Strategie heißt vutu-sukumu (S.
Genug zu essen für ein halbes Jahr (S. 96)
Malawi
Fisch und Gemüse füllen die Kassen (S. 43)
Madagaskar
Mit neuer Anbaumethode sechsmal mehr Reis (S. 33-34)

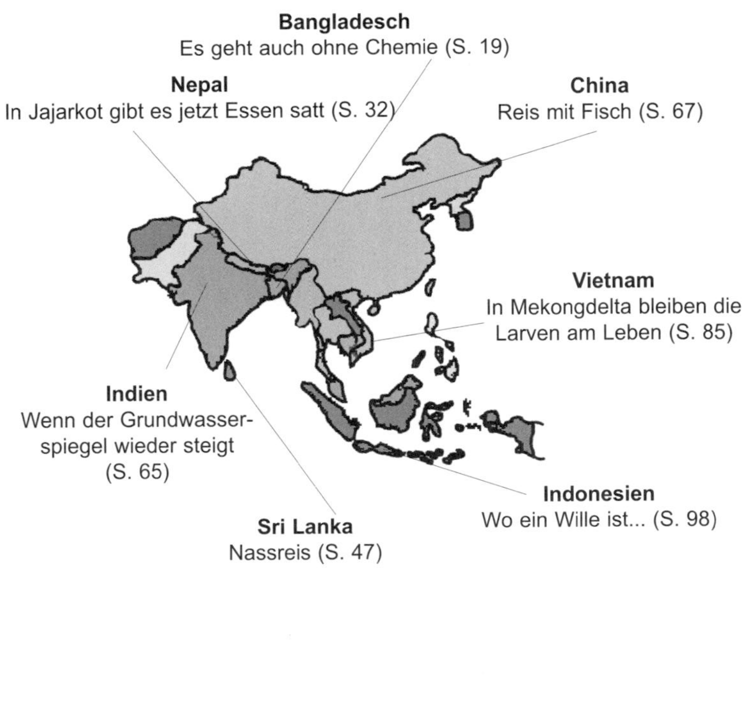
Bangladesch
Es geht auch ohne Chemie (S. 19)
Nepal
In Jajarkot gibt es jetzt Essen satt (S. 32)
China
Reis mit Fisch (S. 67)
Vietnam
In Mekongdelta bleiben die Larven am Leben (S. 85)
Indien
Wenn der Grundwasserspiegel wieder steigt (S. 65)
Indonesien
Wo ein Wille ist... (S. 98)
Sri Lanka
Nassreis (S. 47)

Die Erfolgsfaktoren

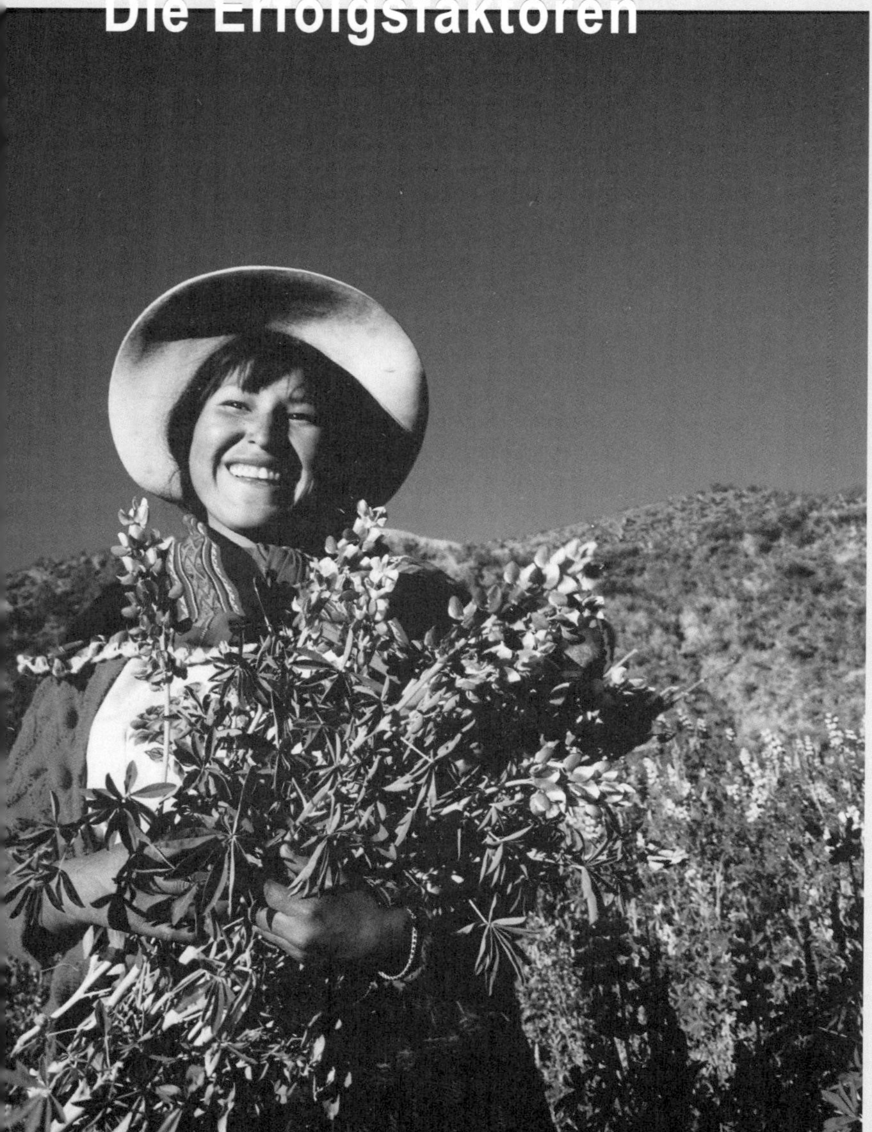

Um den Geheimnissen des Erfolgs oder auch des Misserfolgs bei der Weiterverbreitung der nachhaltigen Landwirtschaft auf die Spur zu kommen, wurden die Unterlagen der Projekte nach bestimmten **Kriterien** ausgewertet. Dabei halfen sieben Indikatoren:

1. Vorhandensein/Nichtvorhandensein angepasster Methoden und Prozesse,
2. Vorhandensein/Nichtvorhandensein politischer Unterstützung auf nationaler oder regionaler Ebene,
3. Vorhandensein/Nichtvorhandensein geeigneter externer Verbindungen und Unterstützung,
4. Vorhandensein/Nichtvorhandensein von geeignetem sozialen und menschlichen Kapital,
5. Vorhandensein/Nichtvorhandensein angemessener Infrastruktur,
6. Vorhandensein/Nichtvorhandensein von Schocks und Belastungen,
7. Vorhandensein/Nichtvorhandensein von Wissen über alternative Produktionssysteme.

Die Analyse ergab auffallende Unterschiede zwischen den einzelnen Indikatoren. Für den Erfolg am wichtigsten sind gute externe Verbindungen und Unterstützung durch Nichtregierungs- und Regierungsorganisationen, wie 40 Prozent der Projekte angeben. Mit 35 Prozent auf Platz zwei liegen partizipatorische Methoden und Prozesse. Alle anderen Gründe sind weit abgeschlagen.

Bei den Hinderungsgründen ist das Bild nicht so eindeutig. Platz eins mit 33 Prozent belegt das Fehlen externer Unterstützung, fehlende Infrastruktur steht an zweiter Stelle. Das Nichtvorhandensein einer für die nachhaltige Landwirtschaft förderlichen Politik folgt mit 20 Prozent auf Platz drei.

Das lässt den Schluss zu, dass für die Erfolge der nachhaltigen Landwirtschaft die folgenden Voraussetzungen wichtig sind:

❍ Die Bauern passen die Technologien an ihre Bedürfnisse an, eigene Versuche helfen ihnen dabei.

❍ Die Bauern sind als Experten auf ihrem eigenen Feld voll in die Projekte eingebunden. Der partizipatorische Ansatz ermöglicht ihnen soziales Lernen.

❍ Gute Verbindungen zwischen den Projekten und Initiativen und externen Organisationen sind ebenso wichtig wie funktionierende Partnerschaften zwischen den Organisationen.

❍ Auf lokaler Ebene muss soziales Kapital vorhanden sein.

Wenn sich in Zukunft die nachhaltige Landwirtschaft noch weiter verbreiten soll, müssen folgende Punkte erfüllt werden:

❍ Die Politik muss ein Umfeld schaffen, in dem die nachhaltige Landwirtschaft gedeihen kann.

❍ Es muss die nötige Infrastruktur geschaffen werden. Dazu gehören Märkte, Transport- und Kommunikationswesen.

❍ Regierungsorganisationen müssen unbedingt lokale Projekte und Initiativen der nachhaltigen Landwirtschaft unterstützen.

❍ Innerhalb der Bauern-Gemeinschaften und auch zwischen externen Organisationen muss soziales Kapital entwickelt werden.

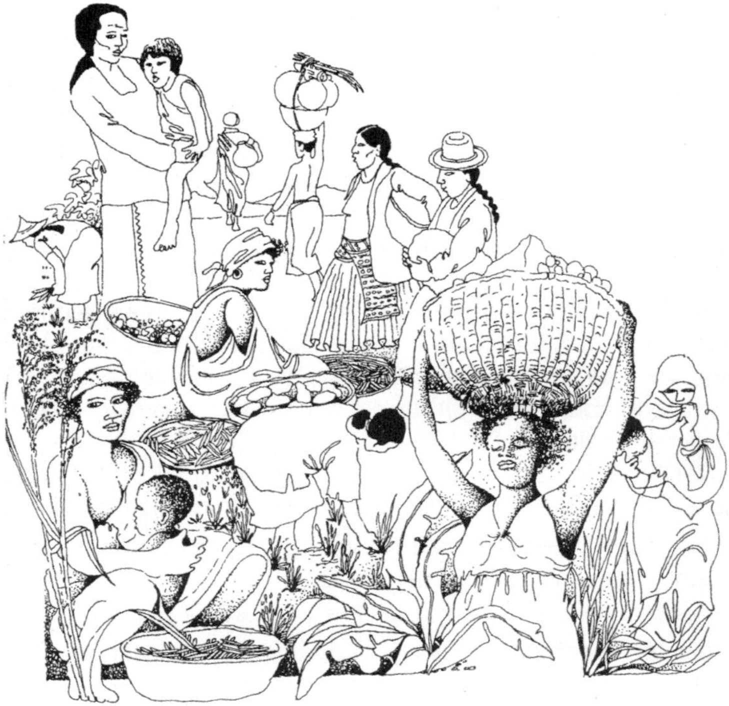

Die Pluspunkte

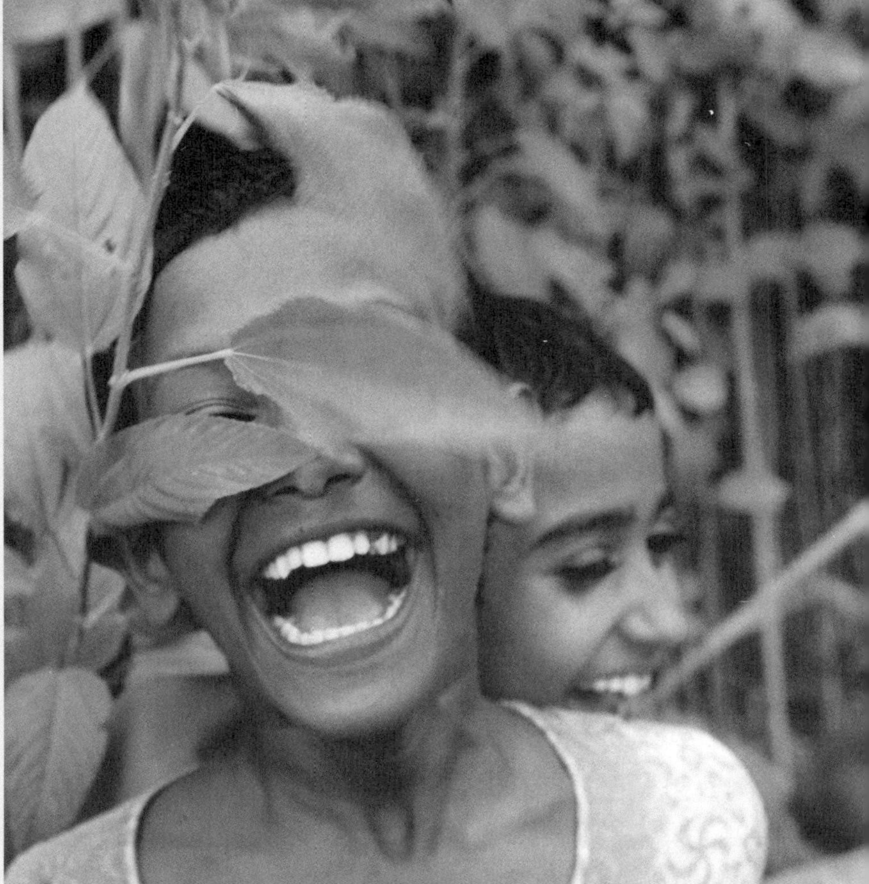

Nachhaltige Landwirtschaft wirkt mehrdimensional. Sie beeinflusst die Böden, das Wachstum und die Gesundheit der Pflanzen, das Klima und die Umwelt, die Erträge, die ländliche Wirtschaft, die Gesundheit und das Wohlergehen der von ihr lebenden Menschen und ihre Beziehungen zueinander. Mit diesen und noch weiteren Aspekten setzt sich dieses Kapitel auseinander.

Mehr Arbeit

An manchen Orten hatte die nachhaltige Landwirtschaft einen wichtigen Einfluss auf die Arbeitsmärkte, denn manche Verfahren benötigen mehr Arbeitskräfte. Dazu gehört beispielsweise das Auffangen und Sammeln des Regenwassers in den westafrikanischen Ländern Burkina Faso und Niger. Das aufgefangene und gespeicherte Regenwasser ermöglicht hier einen zusätzlichen Anbau während einer Zeit, in der vorher die Felder brach lagen. Andere Verfahren dagegen setzen Arbeitskräfte frei wie zum Beispiel die pfluglose Wirtschaftsweise in Brasilien.

Nachhaltige Landwirtschaft kann sogar dazu führen, dass die Leute aus den Städten wieder in ihre Heimat zurückkehren, weil es dort bezahlte Arbeit gibt oder dass sie erst gar nicht abwandern müssen. Es sind verschiedene Fälle dokumentiert, in denen die saisonale oder sogar langfristige Migration in das Gegenteil verkehrt wurde

- In den Regionen Guinope und Cantarranas in Honduras kehrten Familien aus der Hauptstadt zurück auf's Land. Die florierende Landwirtschaft hatte das ländliche Wirtschaftswachstum angekurbelt und damit für Arbeitsplätze gesorgt (siehe S. 27).

- Im Niger ist es jungen Männern gelungen »Arbeits-Gemeinschaften« zu bilden, um den Arbeitskräftebedarf für den Bau von Wasser-Auffangvorrichtungen zu decken, anstatt an die Küste abzuwandern und dort Arbeit zu suchen.

- In Indien ging die saisonale Abwanderung aus den Gebieten einer Anzahl von *Regenfeldbau*-Projekten beispielsweise in Maharashta, Gujarat und Tamil Nadu zurück, seit genügend Wasser vorhanden ist, um in der rabi season, der Trockenzeit, die Felder zu bebauen. Davon profitieren vor allem die Frauen, die nun das ganze Jahr über daheim bleiben können.

Indien: Wenn der Grundwasserspiegel wieder steigt

Die Bodendegradation ist in den höher gelegenen Gebieten von Gujarat, Rajasthan und Madhya Pradesh sehr weit fortgeschritten. Die Böden sind mittlerweile so arm, dass die landwirtschaftliche Produktion bei den meisten Familien nicht mehr zum Sattwerden reicht. Einem Boden- und Wasser-Konservierungsprojekt, das vom englischen Department for International Development (DFID) unterstützt wird, ist es gelungen, diesen Trend umzukehren. Das Projekt arbeitet mit lokalen Gruppen von 15 bis 25 Haushalten; sie sammeln Regenwasser, pflanzen Bäume und verbessern die Weideflächen. Es gibt inzwischen 232 Gruppen in 70 Dörfern. Das Geld, das jede Gruppe jetzt zur Verfügung hat, beträgt durchschnittlich 650 Rupien, es stammt zumeist aus der gestiegenen landwirtschaftlichen Produktion. Für alle Gruppen zusammen beläuft sich der Betrag auf 151 000 Rupien, das entspricht rund xy Euro. Die Erträge von Reis, Weizen, *pigeon peas* und Sorghum (Rispenhirse) sind von 0,4 Tonnen je Hektar auf 0,8 bis eine Tonne gestiegen. Auf den Erddämmen der Terrassen wächst mehr Futtergras. Die verbesserte Wasserspeicherung – der Grundwasserspiegel ist über die letzten drei bis vier Jahre um einen Meter gestiegen – bedeutet, dass jetzt für viele Bauern der Anbau einer zusätzlichen Frucht während der *rabi season* möglich ist. So wird eine unproduktive Saison in eine produktive verwandelt, was auch zu einem starken Rückgang der saisonalen Abwanderung der Menschen geführt hat.

Quelle: Smith 1999

Nachhaltige Landwirtschaft beeinflusst die Gesundheit der ländlichen Bevölkerung direkt und indirekt. Eine ganzjährige gute Nahrungsmittelversorgung wirkt sich wesentlich auf die Gesundheit aus. In Kenia zum Beispiel verbesserten so genannte *double-dug beds* die häusliche Nahrungsversorgung von mehreren zehntausend Familien, weil jetzt das ganze Jahr über Gemüse angebaut und geerntet werden kann. Davon profitieren hauptsächlich die Kinder.

In einigen Fällen können Methoden der nachhaltigen Landwirtschaft auch dazu beitragen, dass Gesundheitsgefahren in der Umwelt beseitigt werden. So fressen beispielsweise die Fische in den Reisfeldern die Moskitolarven auf mit dem Erfolg, dass die Malariaerkrankungen messbar zurückgehen, wie ein Beispiel aus China zeigt.

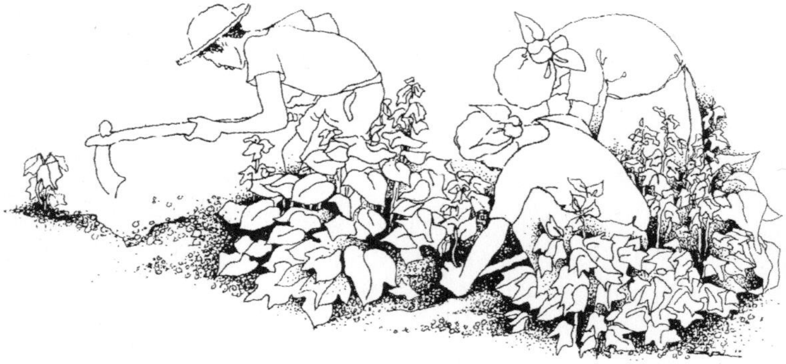

China: Reis mit Fisch

Die Reis-Fisch-Kultur bietet für die ländlichen Haushalte, die Wirtschaft und die Umwelt viele Vorteile. Gegenwärtig werden lediglich 136 000 der insgesamt 21 Millionen Hektar bewässerter Reisfelder in Südostasien für die Aquakultur genutzt. In der chinesischen Provinz Jiangshu gibt es mehr als 30 Millionen Mu oder zwei Millionen Hektar Reisfelder, von denen ein Drittel für Reis-Fisch-Kultur geeignet ist. Die Provinzregierung brachte Mitte 1990-er-Jahre ein Projekt auf den Weg, um die Reis-Aquakultur weiterzuentwickeln. Gleichzeitig sollten Reisfelder mit geringem Ertrag umgestaltet und verbessert werden, Teiche wurden angelegt und Äcker unter Wasser gesetzt. Ziel war die Nahrungsmittelproduktion und die Einkommen der Bauern zu steigern und die ländliche Wirtschaft zu fördern.

Als Ergebnis schnellte die Reis-Fisch-Kultur raketenartig in die Höhe: von ungefähr 5 000 Hektar im Jahr 1994 auf 68 973 Hektar im Jahr 1997. Zusätzlich stieg die Reis-Krabben-Kultur auf 36 113 Hektar und die Reis-Schrimps-Kultur auf 13 867 Hektar. Die wirtschaftlichen Gewinne der Reis-Aquakultur sind bemerkenswert. 1997 war der Gewinn dieser Felder 2,86 mal höher als der der *Nassreis*monokultur. Die Reis-Aquakultur-Systeme sind billig und bringen rasch Gewinne. Sie produzieren 50 Kilogramm Fisch pro Mu – ein Mu ist ein fünfzehntel Hektar – und stellen damit eine zusätzliche Nahrungs- und Einkommensquelle in ländlichen Gebieten dar.

Reis-Aquakultur-Systeme erhalten auch das ökologische Gleichgewicht der Reisfelder. Die Bauern brauchen weniger Chemie, das ist gut für die Umwelt. Und noch einen Nebeneffekt hat die Reis-Fisch-Kultur, denn die Flossentiere sind wirksame Malariakiller: sie fressen die Larven der Moskitos, die in den Nassreisfeldern brüten. In Quanzhou County fiel die Malariahäufigkeit von 11,6 je 100 000 Einwohner auf 0,1 seit die Fläche mit Reis-Fisch-Kulturen innerhalb von zehn Jahren von Null auf 43 Prozent gestiegen ist.

Quelle: Li Kangmin 1998

Nachhaltige Landwirtschaft kann auch eine indirekte Wirkung auf die *reproduktive Gesundheit* haben. Wo Frauen in Gruppen organisiert sind wie beispielsweise im Mikrofinanzierungsbereich, bei der Tierhaltung oder bei der Entwicklung von Wassereinzugsgebieten, gibt es auch in anderen Sektoren Gelegenheiten und Ansatzpunkte für eine engere Zusammenarbeit mit Frauen.

So ist es in Ekuador der Organisation World Neighbours gelungen, mithilfe eines Programms, das mit entlegenen ländlichen Gemeinden im Bereich nachhaltige Landwirtschaft und natürliches Ressourcenmanagement zusammenarbeitet, wesentlichen Einfluss auf die Familienplanung zu nehmen. World Neighbours arbeitete im Kanton Guaranda in der Provinz Bolivar in sechs Gemeinden, die nur Unterstützung im Gesundheitsbereich erhielten und in weiteren sechs Gemeiden, die in den Genuss eines integrierten Programms kamen. Dieses schloss Boden- und Wasserkonservierung mit ein, Gründüngung sowie den gärtnerischen Anbau von Gemüse. Die Bauern führten Versuche durch mit Gerste, Weizen, Mais und verschiedenen Kartoffelsorten. Ergänzt wurde das Ganze durch Gruppenberatung.

Die Gesundheitsinterventionen brachten wenig Ergebnisse. Aber der integrierte Ansatz hatte deutliche Änderungen in der Haltung und den Werten der Bevölkerung zur Folge. Die Anwendung von Verhütungsmitteln war in diesen Gemeinden doppelt so hoch wie in den »Nur-Gesundheitsgemeinden«. Die Familienplanungs-Beratungsstelle, die 1992 kurz vor der Schließung stand, führte 18 000 Beratungen im Jahr 1998 durch.

Auch in Nepal wurde World Neighbours mit der Tatsache konfrontiert, dass die Themen *reproduktive Gesundheit* und Familienplanung keine wirkungsvollen Ansatzpunkte sind Über einen Umweg kam man dann doch zum Ziel. Über die Bildung von und der Arbeit mit Frauen-Spar- und Kreditgruppen, die an der Planung einer ganzen Reihe von Entwicklungsaktivitäten teilnehmen können. Sie konnten Themen ansprechen wie reproduktive Gesundheit der Frauen, ihren Status, ihre Arbeit und das Thema Fruchtbarkeit. Vertrauensgruppen mit besserer Ausbildung im Lesen und Schreiben, besserem Einkommen und größerer Ernährungssicherheit waren in der Lage die traditionellen Rollen und Normen in Frage zu stellen. Das erst schuf die Voraussetzung, direkt das Thema reproduktive Gesundheit anzugehen.

In bestimmten Fällen scheinen Verfahren der nachhaltigen Landwirtschaft gegenwärtig eher für größere Bauern geeignet zu sein, speziell die Systeme mit *Nullbodenbearbeitung*, die in Argentinien, Brasilien und Paraguay Fuß gefasst haben. Jedoch deuten Berichte aus Paraguay und Brasilien auch darauf hin, dass eine größere Zahl kleiner Bauern Elemente dieses Verfahrens nun übernehmen und an ihre Bedürfnisse anpassen will. Dennoch kann die Übernahme nachhaltiger Landwirtschaft durch Großbauern zu einem bedeutsamen regionalen Wandel führen. Das ist eine wichtige Feststellung.

> »Die Nullbodenbearbeitung ist bei der Neugestaltung der landwirtschaftlichen Dienstleistungen ein wesentlicher Faktor gewesen. Früher war man *obrigkeitlich*, heute ist man partizipatorisch« (Landers 1999).

Man schätzt, dass es in Lateinamerika 16 Millionen Bauern gibt, die von nachhaltiger Landwirtschaft oder pfluglosen Bodenbearbeitungssystemen noch nichts gehört haben.

In anderen Fällen wurde die nachhaltige Landwirtschaft zuerst von den Kleinbauern übernommen und dann, nachdem sie den Erfolg gesehen hatten, von den größeren. So auch in Bangladesch. Dort wurden die Reis-Fisch-Technologie und der integrierte Pflanzenschutz im Reis anfangs nur von den ganz kleinen Bauern übernommen und erst durch deren Erfolge wurden die größeren Bauern angelockt.

Kann nachhaltige Landwirtschaft zur Verbesserung der Lebensumstände der landlosen Familien und der ganz Armen führen? Um dies zu erreichen gibt es drei Möglichkeiten: Verbesserungen der Arbeitsmärkte, verbesserter Zugang zu Land durch Landreform oder, drittens, veränderte soziale Normen, die mehr Gleichheit und das Miteinanderteilen begünstigen. Am realistischsten ist wohl die erste dieser drei Möglichkeiten. Allerdings gibt es einige Hinweise darauf, dass die Bildung von sozialem Kapital neue, gerechte Regelungen innerhalb der Gemeinschaften bewirkt. Beispielsweise erhielten landlose Familien in West- und Zentralkenia Möglichkeiten, sich Bauerngruppen anzuschließen. Solche Veränderungen können nicht direkt der nachhaltigen

(Forts. S. 71)

Brasilien: Keine Bodenbearbeitung – weniger Kosten, höhere Erträge

In den beiden südlichen Bundesstaaten Paraná und Rio Grande do Sul hat sich die *Nullbodenbearbeitung* oder plantio direto, wie es hier heißt, außerordentlich schnell verbreitet. Inzwischen bestellen rund 200 000 Bauern ihre Felder nach diesem Verfahren. Im Jahr 1999 wurden in den beiden Bundesstaaten 10,5 Millionen Hektar pfluglos bearbeitet – 1990 waren es erst 700 000. Die Bauern sind in rund 8 000 Klubs zusammengeschlossen, die sich »Freunde der Erde« nennen. Diese Klubs sind auf verschiedenen Ebenen organisiert – lokal, Gemeindeebene, die Gemeinden untereinander, Stromgebiet und auf Ebene des Bundesstaates.

Die hier praktizierte Methode der Nullbodenbearbeitung unterscheidet sich von der in den Industrieländern, vor allem in den USA, da Gründüngungspflanzen, *Deckpflanzen* und *Leguminosen* in die Fruchtfolge integriert sind und so den Bedarf an Herbiziden zur Unkrautbekämpfung vermindern. Auf der Betriebsebene wirkt sich das Verfahren auf die Erträge, die Bodenqualität und auf das Wasserhaltevermögen, auf den Arbeitsbedarf und den verminderten Einsatz fossiler Treibstoffe aus. Dieser sank zwischen 40 und 70 Prozent. Die Maiserträge stiegen innerhalb von zehn Jahren um 67 Prozent von drei auf fünf Tonnen je Hektar und die Sojabohnenerträge um 68 Prozent von 2,8 auf 4,7 Tonnen. Ein großer Teil des jüngsten Interesses richtet sich auf den wichtigen öffentlichen Nutzen dieser Betriebe, denn sie verbessern mit viel organischer Masse die Bodenfruchtbarkeit. Der in dieser Masse enthaltene Kohlenstoff wird in der Erde gespeichert, das vermindert den Klimakiller Kohlendioxid in der Luft.

Die wesentliche konzeptionelle Änderung dieser Programme der Nullbodenbearbeitung war der Übergang von reinen Konservierungsmaßnahmen zu einem Ansatz, der die Böden wiederherstellt und verbessert und der auf biologischen Maßnahmen beruht. Für eine ganzjährige Bodenbedeckung zu sorgen ist viel wichtiger als Erosionsschutz durch Terrassierung oder Dämme. Es war dieses Umdenken, das sowohl den Bauern als auch der Umwelt zum Nutzen gereichte.

Quelle: Maury Sade, Alicides José Molinari, Simon Hocombe, Francis Shaxson. John Landers, Christian Pieri; Landers 1999

Landwirtschaft zugeschrieben werden – es ist vielmehr ein Wandel in den Werten und Normen, der sich aus der neuen Konfiguration von örtlichem Sozialkapital ergibt.

Dennoch, den meisten Nutzen würde eine Landreform bringen. MST (Movimiento dos Trabalhadores Rurais Sem Terra, Bewegung der landlosen Arbeiter) wurde 1985 in Brasilien gegründet, um brach liegendes »herrenloses« Land zu besetzen, das abwesenden Großgrundbesitzern gehörte. Zwischen 1990 und 1996 besetzte die Bewegung 151 000 Hektar solchen Landes. MST organisiert Besetzungen, unterstützt die Vermarktung mittels Kooperativen und hilft bei der Gründung kleiner Firmen wie beispielsweise Kleiderfabriken, Teeverarbeitungsunternehmen oder Molkereien. Zuerst stieß die Bewegung auf den Widerstand der örtlichen Behörden, doch deren Einstellung hat sich inzwischen gründlich geändert.

Die meist konservativen Bürgermeister der ländlichen Städte widersetzten sich anfangs stark der MST – bis sie die Wirkung auf die örtliche Wirtschaft mit eigenen Augen sahen. Die landwirtschaftliche Produktivität wurde derart gesteigert, dass die örtliche Wirtschaft einen beträchtlichen Aufschwung erhielt. Peter Rosset (persönlicher Kommentar, 2000) stellte dazu fest:

> »In jüngster Zeit hat sich ihre Haltung geändert. Die meisten ihrer Städte sind wirtschaftlich am Boden und Besetzungen können der örtlichen Wirtschaft den benötigten Aufschwung geben. Typische Besetzungen erfolgen durch 1 000 bis 3 000 Familien, die Brachland in produktive Betriebe verwandeln. Sie verkaufen ihre Erzeugnisse auf den Märkten der Städte und kaufen dort auch ihren Bedarf ein. Es verwundert nicht, dass die Städte, die in der Nähe von MST-Siedlungen liegen besser dran sind als andere und viele Bürgermeister bitten nun Hände ringend die MST, in der Nähe ihrer Städte Besetzungen durchzuführen«.

Die Information liegt auf den Feldern

Soziales Lernen ist ein wesentlicher Teil des Anpassungsprozesses in Projekten der nachhaltigen Landwirtschaft. Das konventionelle Modell, das die Übernahme von Technologie schlicht als eine Sache der Verbreitung sieht, hält nicht länger stand. Die Bauern müssen befähigt werden, etwas über die komplexen

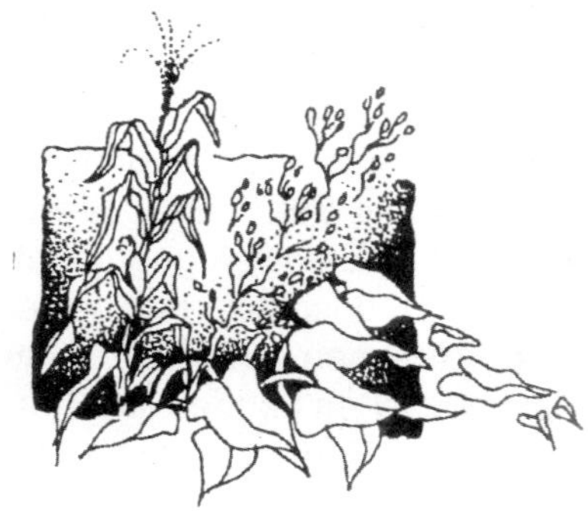

Zusammenhänge auf ihren Feldern und Betrieben zu lernen um dann auf verschiedene Weise handeln zu können. Der Lernprozess, wenn er sozial eingebunden ist und gemeinschaftlich in Angriff genommen wird, ruft Verhaltensänderungen hervor und kann so eine neue Welt entstehen lassen.

Um zu verstehen, was auf den Feldern vor sich geht, müssen wir uns vorstellen, dass sie Abertausende von Informationen enthalten, die wir nur richtig »lesen« müssen. Es sind Informationen über das Verhältnis von Schädlingen und Nützlingen, über Pflanzen und Feuchtigkeit, über Bodengesundheit und über die Beziehungen zwischen Pflanzen und Tieren auf einem Betrieb. Sie sind der Manipulation unterworfen – und Bauern, die diese Informationen zumindest teilweise verstehen und die auf ihre Versuche vertrauen, können sie sich nutzbar machen. Der Schlüssel hierzu heißt **soziales Lernen**. Das ist ein Prozess, der sich günstig auswirkt auf die Innovation und die Anpassung von Technologien, die ein fester Bestandteil individueller und sozialer Transformationsprozesse sind.

In den Entwicklungsländern ist der größte Teil dieses sozialen Lernens nicht in konkrete Informationstechnologie wie Computer oder Internet eingebettet. Es beruht vielmehr auf der Einbindung der Bauern, auf schnellem Austausch und schneller Übermittlung von Informationen, auf besserem Verständnis der wichtigsten agro-ökologischen Beziehungen auf dem Acker und es hat etwas mit Bauern zu tun, die in Gruppen Versuche durchführen. Und je mehr Bauern beteiligt sind, desto größer ist der Erfolg.

Die Praxis zeigt uns zwei wichtige Dinge. Soziales Lernen führt zu größerer Innovation – und, die Wahrscheinlichkeit ist höher, dass die sozialen Prozesse, die diese Technologien hervorbringen, Bestand haben werden.

Die **Feldschulen** für Bauern sind eines der bedeutsamsten Modelle für soziales Lernen, das in den letzten 15 Jahren entstanden ist. Es sind ›Schulen ohne Mauern‹, in welchen sich eine

Gruppe von bis zu 25 Bauern während der Reissaison wöchentlich trifft um integrierten Pflanzenschutz direkt am Objekt zu erlernen. Die Feldschulen für Bauern haben ihre Wiege in Südostasien. Dort haben Forschungsarbeiten an Reis-Systemen gezeigt, dass der Einsatz von Pflanzenschutzmitteln und Schädlingsbefall im Reis eng miteinander zusammenhängen. Der Verlust natürlicher Feinde und damit der Wegfall der Schädlingsbekämpfung zum Nulltarif verursachte Kosten, die den Nutzen des Pestizideinsatzes überstiegen.

Das Programm der Feldschulen für Bauern wird von der FAO, der Landwirtschaftsorganisation der Vereinten Nationen, und bilateralen Entwicklungshilfeorganisationen unterstützt und ist inzwischen in vielen Ländern Asiens und Afrikas verbreitet. Die letzte Schätzung besagt, dass etwa 1,8 Millionen Bauern vermutlich auf nachhaltigeren Reisanbau umgestiegen sind. Das ist ein Ergebnis dieser Schulen, die den Bauern mehr Selbstvertrauen gegeben haben, so dass sie jetzt im Bereich nachhaltige und Niedrigkosten-Technologien im Reisanbau zusammenarbeiten. Die jüngsten Berichte über solche Schulen in Kenia zeigen, dass die Innovationsrate bei den Bauern, die eine Feldschule besuchen, viel höher ist als bei denen, die nicht hingehen. Die besser ausgebildeten Bauern haben mehr Wahlmöglichkeiten und mehr Selbstvertrauen, neue Dinge auszuprobieren. Sie sind eher dazu in der Lage Ergebnisse zu bewerten und Ergebnisse ihren Kollegen zugänglich zu machen.

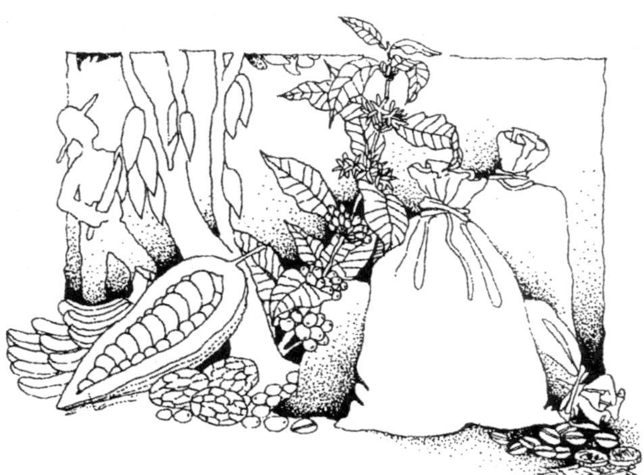

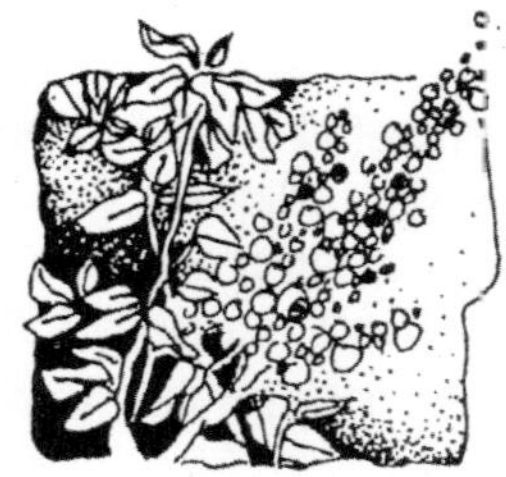

Environmental Action Team (EAT) nennt sich ein Forschungsprojekt, das in Kitale in Westkenia mit 130 Kleinbauern arbeitet. Diese Bauern bewirtschaften zwischen einem halben und einem Hektar, insgesamt sind es etwa 80. Hauptsächlich wird Mais angebaut, spät reifende Hybridsorten, die für acht bis neun Monate im Boden bleiben. Als Zwischenpflanzung kommen normalerweise Bohnen auf die Äcker. Doch die Bodenfruchtbarkeit ist gering und die Bauern können keinen Dünger kaufen, deshalb sind die Erträge niedrig. Sie betragen nur 0,65 bis 1,75 Tonnen je Hektar. Auch bei den Bohnen, der Haupteiweißquelle für die dortigen Kleinbauern und ihre Familien, sind die Erträger sehr niedrig. Schuld daran ist, wie beim Mais, die geringe Bodenfruchtbarkeit, aber auch Schädlinge und Krankheiten. Deshalb leiden die Familien nicht nur unter Nahrungsunsicherheit, sondern zusätzlich noch unter Eiweiß-Mangelernährung.

EAT geht diese Probleme durch partizipatorische Forschung und Ausbildung an. Die Bauern werden mit der biologischen Landwirtschaft vertraut gemacht, vor allem mit Maßnahmen, die der Bodengesundheit dienen. Neue Technologien werden vor Ort getestet, angepasst und dann, wenn sie funktionieren, von den Bauern an ihre Nachbarn weitergegeben. Die Vorgehensweise passt sich an die Verhaltensweisen der Bauern und ihrer Familien an: Meistens kommen zuerst die Frauen zusammen und die Männer erst dann, wenn sich deutliche Verbesserungen zeigen und die Erträge nach oben geklettert sind.

Die Landwirte haben inzwischen verschiedene Technologien und Praktiken übernommen, die ihnen dabei helfen, mehr Nahrungsmittel zu erzeugen. Dazu gehören:

- *Leguminosen* als Gründüngungspflanzen; beispielsweise werden nach 120 bis 140 Tagen *Lablab* zwischen die Maispflanzen gesät, die dann während der Trockenzeit das Feld bedecken. Nach der Bohnenernte werden dann die Pflanzenreste zusammen mit dem, was noch vom Mais übrig ist, in den Boden eingearbeitet.

❍ Kompost und Mist, die manchmal auch mit zusätzlichem Stickstoff- und Phosphatdünger in den Boden kommen.

Als Ergebnis dieser Maßnahmen sind die Maiserträge auf 3,3 bis 5,5 Tonnen je Hektar gestiegen, die Bohnenerträge um das vier- bis achtfache.

Die weitere Forschung konzentriert sich darauf, herauszufinden, welche Verfahren bei den *Leguminosen* die höchsten Erträge bringen: Die Körner und/oder Blätter werden geerntet und der Rest in den Boden als *Gründünger* eingearbeitet, das ist die eine Variante. Die andere ist die Einarbeitung der kompletten Pflanzen.

EAT fördert aber auch den Anbau einer Vielzahl anderer Pflanzen wie beispielsweise Fingerhirse, Sojabohnen, Erdnüsse, *Straucherbsen* und Kartoffeln. Außerdem werden die Bauern auch im Intensivanbau von Biogemüse in erhöhten Beeten und in Gärten ausgebildet.

Quelle: Beth Kirungu, Joseph Mureithi

Kolumbien: Den größten Nutzen haben die ärmeren Haushalte

Viele lateinamerikanische Staaten haben die Gelder für landwirtschaftliche Forschung und Beratung gekürzt, deshalb ist es zunehmend wichtig, dass die Forschung dezentralisiert und direkt an die Bauern übertragen wird. Deshalb werden die lokalen landwirtschaftlichen Forschungsgruppen (CIALs) von *CIAT* unterstützt. Diese Gruppen entwickeln und erweitern partizipatorische und anpassungsfähige Ansätze für die landwirtschaftliche Forschung um die Lücke zu füllen, die der sich zurückziehende Staat hinterlassen hat. Inzwischen gibt es 249 CIALs in acht Ländern. In Kolumbien arbeitet das CIAL-Programm mit 4 000 Bauern in rund 50 Gemeinden. Ein Ziel ist die Verbesserung der Ertragsfähigkeit und der Gesundheit des landwirtschaftlichen Ökosystems, ein anderes die Befähigung der armen Gemeinden, landwirtschaftliche Probleme zu lösen und neue wirtschaftliche Möglichkeiten aufzutun.

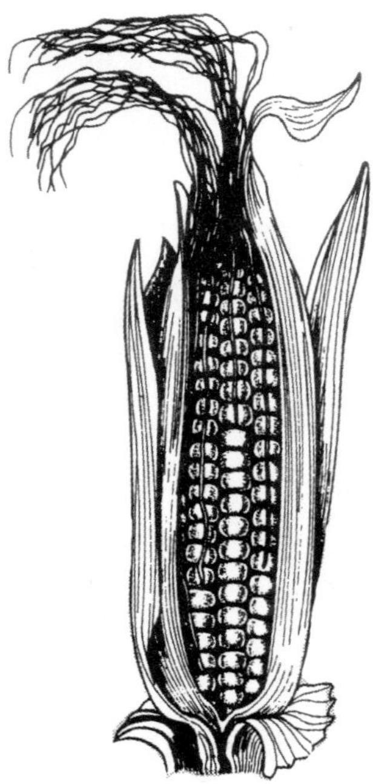

Alle CIALs entwickeln ihre eigenen Forschungsthemen, deshalb sind die Ergebnisse auch überall unterschiedlich. Das soziale Lernen und der institutionelle Prozess sind jedoch überall ähnlich. Vier oder mehr Bauern betätigen sich als Forscher und führen Versuche zum Nutzen aller örtlichen Bauern durch. Diese Forscher werden von ihrer Gemeinde ausgewählt. Unterstützt werden sie von externen Technikern und Agrarwissenschaftlern. Regionale Gruppierungen der CIALs halten jährliche Treffen ab, bei denen die Ergebnisse ausgetauscht werden. So kann jeder am Wissen des anderen teilhaben, das steigert die gemeinschaftenübergreifenden Wechselwirkungen. In dem Maße wie die

CIALs reifen, reift auch das soziale Kapital der Gemeinschaften. Viele CIALs investieren in weitere gemeinschaftliche Aktivitäten wie beispielsweise in eine Mühlengrundausstattung oder in rotierende Kreditfonds.

Seit Einführung der ökologischen Ansätze gab es viele Ertragssteigerungen, so bei Mais beispielsweise von 0,82 auf 1,4 Tonnen je Hektar. In Gemeinden mit CIALs leiden nur noch etwa 30 Prozent der Haushalte in den Monaten August und September unter Nahrungsmittelknappheit, während in Gemeinden ohne landwirtschaftliche Forschungsgruppen 50 bis 65 Prozent darunter leiden. Den größten Nutzen haben die ärmsten Haushalte.

Inzwischen wurde eine ganze Reihe verschiedener Technologien entwickelt: Aufzucht von Meerschweinchen, Wiedereinführung des Weizenanbaus, »lebende« Dämme, *integrierter Pflanzenschutz* in Kartoffeln, biologisch angebaute Süßkürbisse, *Agroforstwirtschaft*, *Gründüngung* und *Mulch* sowie die Gründung kleiner Unternehmen im Ernährungssektor. Ein weiterer Effekt der CIALs ist, dass die Bauern im allgemeinen auch eine bessere Stellung in ihren Gemeinden erringen.

Quelle: Ann Braun; Braun 2000

In Lateinamerika wurden das Sozialkapital und die Fähigkeit der Bauern Neues auszuprobieren von *CIAT* in der Form von CIALs (Comité de Investigación Agrícola Local) entwickelt, das sind lokale landwirtschaftliche Forschungsgruppen.

Eines der besten Beispiele zum Thema ständiges Lernen und seine Wirkung auf Innovationen kommt aus Zentralamerika. Mitarbeiter von COSECHA (Associación de Consejeros una Agricultura Sostenible, Ecológia y Humana) kehrten nach einigen Jahren in die drei ehemaligen Projektgebiete zurück, in denen nachhaltige Landwirtschaft betrieben wird und versuchten mithilfe partizipatorischer Methoden in den örtlichen Gemeinschaften herauszufinden, ob sich seit ihrem Weggang etwas verändert hat und wenn, was es war. Das erste wichtige Ergebnis war, dass die Ernteerträge und die Übernahme konservierender Verfahren auch nach dem Projektende vor 15 Jahren weiter gestiegen sind. Obgleich es erstaunlich war, dass viele der Technologien, die während der Projektlaufzeit als ‚erfolgreich' galten, von neuen Praktiken überholt worden waren. Insgesamt wurden so um die 80 bis 90 erfolgreiche Neuerungen in diesen zwölf Dörfern dokumentiert. Die Forscher schlossen daraus, dass die Halbzeit einer erfolgreichen Technologie in diesen Projektgebieten etwa sechs Jahre beträgt. Selbstverständlich sind Technologien allein nicht nachhaltig. Wie Bunch und López (1996) formuliert haben:

> »Was gebraucht wird, um etwas nachhaltig zu machen ist der soziale Prozess der Innovation selbst".

Das nächste Beispiel kommt ebenfalls aus Zentralamerika. Wiederum geht es um das soziale Lernen. Nach dem Hurrikan Mitch 1998 wurde in 24 Departements der drei Länder Guatemala, Honduras und Nicaragua ein gepaarter Vergleich durchgeführt, an dem 1 743 landwirtschaftliche Betriebe aus 360 Dörfern teilnahmen. Ebenfalls daran beteiligt waren 40 Nichtregierungsorganisationen und 100 gemischte Teams aus Bauern und Agrartechnikern, die die Erhebungen durchführten. Die erfassten Betriebe wirtschafteten teilweise nachhaltig und teilweise konventionell. Jedes Team, das aus einem Forscher und zwei Bauern bestand, untersuchte zehn Beispiele der besten nachhaltig wirtschaftenden Betriebe und zehn benachbarte konventionelle. Die Besitzer der Betriebe begleiteten die Teams und unterschrieben die Erhebungsbögen. Damit erklärten sie, dass die Untersuchungsergebnisse in Ordnung waren. Die Untersuchung ergab, dass die nachhaltig wirtschaftenden Betriebe eine größere Pflanzenvielfalt hatten, 20 bis 40 Prozent mehr *Oberboden* und Bodenfeuchtigkeit und 80 Prozent weniger Erosion sowie ein Wasserhaltevermögen von 1 500 bis 1 900 Litern je Hektar. Auch die wirtschaftlichen Verluste durch den Hurrikan Mitch waren nachweislich geringer als bei den konventionellen Betrieben. Insgesamt wurden 15 Workshops vor Ort abgehalten um die Ergebnisse der Untersuchung den Bauern bekannt zu geben. Aber eine der interessantesten Wirkungen kam durch die Erfassung an sich zustande: 90 Prozent der konventionell wirtschaftenden Bauern, die an der Untersuchung teilgenommen hatten, bekundeten ihren Wunsch, die nachhaltige Wirtschaftsweise ihrer Nachbarn zu übernehmen.

Ein gesunder Boden ist die beste Grundlage

Der wichtigste Bestandteil eines jeden landwirtschaftlichen Systems ist der Boden. Er ist das Grundkapital. Ist er in einem schlechten Gesundheitszustand, ist keine produktive Landwirtschaft möglich. Viele Systeme sind bedroht, weil die Böden kaputt sind. Sie sind entweder erodiert oder bei der Intensivierung der Landwirtschaft schlicht vernachlässigt worden. In manchen Regionen ist die Situation inzwischen sehr ernst. In Afrika haben fast alle Länder eine negative *Nährstoffbilanz*, die sich auf mehr als 30 Kilogramm Stickstoff, Phosphor und Kali (NPK) pro Hektar beläuft. In 23 Ländern verliert der Boden sogar mehr als 60 Kilogramm NPK pro Hektar und Jahr.

Die meisten Projekte und Initiativen im Bereich der nachhaltigen Landwirtschaft versuchen beides zu machen – die Bodenerosion zu vermindern und die Bodenstruktur, den Gehalt an organischer Masse, das Wasserhaltevermögen und die Nährstoffbilanz zu verbessern. Das lässt sich durch verschiedene Maßnahmen erreichen. Dazu gehören beispielsweise der Einsatz von *Leguminosen*, *Gründüngungs-* und *Deckpflanzen*, die Einbindung von Pflanzen in die Fruchtfolge, die das im Boden vorhandene Phosphat aufschließen können, die Verwendung von Kompost und Tierdung, aber auch von anorganischen Düngern, oder die Verbannung des Pfluges vom Acker.

Die Erweiterung der landwirtschaftlichen Ökosysteme um Stickstoff bindende Pflanzen oder blau-grüne Algen hat deutliche Auswirkungen auf die Produktivität. Hülsenfrüchte oder Bäume in Trockenfeldbau-Systemen und *Anabaena* zusammen mit *Azolla* in *Nassreis* führen den Pflanzen Stickstoff zu und verbessern gleichzeitig die physikalischen Eigenschaften des Bodens. Die Samtbohne beispielsweise wird inzwischen von zehntausenden von Bauern in Zentralamerika, Brasilien und in Benin, Westafrika angebaut. Sie wächst schnell, bindet 150 bis 200 Kilogramm Stickstoff pro Jahr, unterdrückt das Unkraut und bringt 35 Tonnen Biomasse pro Hektar und Jahr. Die Zugabe dieser Biomasse zum Boden verbessert wesentlich dessen Gehalt an organischer Substanz.

Die zweite Bodenverbesserungs-Technologie der nachhaltigen Landwirtschaft, die sich außergewöhnlich schnell verbreitet hat, ist die *Nullbodenbearbeitung*. Das Hauptmerkmal dieses Verfahrens ist, dass der Boden nicht mehr umgepflügt und auch sonst kaum bearbeitet wird. In Brasilien wurden 1991 eine Million Hektar nach diesem Verfahren bestellt. Acht Jahre später, also 1999, waren es allein in den drei brasilianischen Bundesstaaten Santa Catarina, Rio Grande do Sul und Paraná bereits elf Millionen Hektar. In Argentinien waren 1999 bereits 9,2 Millionen Hektar unter Nullbodenbearbeitung – 1990 waren es noch weniger als 100 000 Hektar.

Dieses Verfahren senkt die Kosten und verbessert vor allem die Böden. Die ganzjährige Bodenbedeckung vermindert die Erosion, die Fruchtbarkeit des Bodens wird gesteigert und die Getreideerträge steigen beachtlich. In Santa Catarina, Brasilien, stiegen über zehn Jahre die Erträge ständig an – bei Mais von drei auf fünf Tonnen pro Hektar und bei Sojabohnen von 2,8 auf 4,7 Tonnen.

Einige Fachleute sprechen gar davon, dass die großflächige Übernahme der Nullbodenbearbeitung Ausdruck eines Wertewandels ist. Denn innerhalb weniger Jahre hat sich die Vorstellung hundertausender von Bauern von dem, was »ordentlicher« Ackerbau ist, völlig geändert

Durch die neuen Methoden der nachhaltigen Landwirtschaft ist mancherorts der Gehalt an organischer Masse im Boden so stark gestiegen, dass die Bauern ihre Anbauverfahren der neuen Situation anpassten und den bisherigen Terassenanbau aufga-

(Fort. S. 83)

Argentinien: »ein Zeichen für den gesunden Menschenverstand der Bauern«

Nullbodenbearbeitung ist ein landwirtschaftliches Verfahren, bei dem das traditionelle Pflügen entfällt. Nach der Ernte wird das, was von Pflanzen noch übrig ist, auf dem Feld belassen als Schutz vor Erosion. Beim Säen werden Saatgut und Dünger, wenn einer nötig ist, in eine Rille eingebracht, die in den Boden geritzt wird. Unkraut wird häufig, aber nicht immer, mit Unkrautvernichtungsmitteln bekämpft. Das bedeutet, dass die Bodenoberfläche immer bedeckt ist und der Boden selbst niemals gewendet wird. *Integrierter Pflanzenschutz*, Fruchtfolgeplanung und Nährstoffmanagement sind weitere Elemente. Beispielsweise wird inzwischen im Winter üblicherweise Schwarzhafer eingesät, zum einen als Bodenbedeckung und zum andern zur Unterdrückung des Unkrauts. *Leguminosen* als Deckfrucht dienen der Verbesserung der Stickstoffversorgung.

In Argentinien wurde die pfluglose Bodenbearbeitung erstmals in den späten 1980-er-Jahren auf rund 100 000 Hektar von Bauern getestet. In den 1990-er-Jahren stieg die so bearbeitete Fläche stark an und betrug 1999 rund 7,3 Millionen Hektar, das sind 30 Prozent der argentinischen Ackerfläche. In derselben Zeit hat sich die pfluglose Bodenbearbeitung auch in Paraguay und im südlichen Brasilien rasch verbreitet.

Dafür gab es verschiedene Gründe:

- Enorme persönliche Gewinne für die Bauern – die Maiserträge stiegen um 37 Prozent von zwei auf 3,5 bis vier Tonnen je Hektar auf Grund der pfluglosen Bodenbearbeitung und bei Sojabohnen stiegen die Erträge um elf Prozent auf 2,47 Tonnen je Hektar. Durch den verminderten Energieeinsatz fielen die Kosten, die anderen Betriebsmittel wurden gezielter eingesetzt, der Arbeitskraftbedarf sank ebenfalls – vorher fielen Arbeitskosten von 50 bis 70 US-Dollar je Hektar an, mit der pfluglosen Bodenbearbeitung sind es nur noch 30 US-Dollar. Durch mehr organische Masse im Boden und verbessertes Wasserrückhaltevermögen wurde auch das Kapital der Betriebe verbessert.
- Beträchtlicher Nutzen für die Umwelt und damit auch für die Allgemeinheit infolge verringerter Bodenerosion und Wasserver-

schmutzung durch Pflanzenschutzmittel und Nitrat sowie durch vermehrte Kohlenstofffestsetzung im Boden.

❍ Direkte Unterstützung und Förderung durch die Bauernorganisationen selbst, speziell durch AAPRESID, die argentinische Organisation für Nullbodenbearbeitung. Roberto Peiretti formuliert es so:

> »Die Übernahme der pfluglosen Bodenbearbeitung in Argentinien und seinen Nachbarländern war eine durch die Bauern getragene Bewegung, ein Zeichen für den gesunden Menschenverstand der Bauern und ihre Fähigkeit, neue wirtschaftliche, materielle und andere Vorteile der Methode zu entdecken«.

Es wurden lokale bäuerliche Forschungs- und Beratungsgruppen gebildet, die an regionale und nationale Gruppen angebunden sind. Diese Zusammenschlüsse waren entscheidend für die weitere Entwicklung, Übernahme und Verbreitung der Nullbodenbearbeitung

Quelle: Roberto Peiretti, Don Reicosky; Peiretti 2000

ben, weil sie davon überzeugt sind, dass keine Erosionsgefahr mehr besteht. Mehr organische Masse im Boden ist aber nicht nur für dessen Gesundheit gut, sondern auch für die unseres Klimas. Denn zusammen mit den Pflanzen kommt auch der in ihnen enthaltene Kohlenstoff in den Boden und sammelt sich dort an. Er wurde zuvor als Kohlendioxid der Luft entzogen, wo er mit zum Treibhauseffekt beiträgt. Damit trägt dieses Verfahren der nachhaltigen Landwirtschaft mit dazu bei, das öffentliche Gut, nämlich unser Klima, zu bewahren. Böden in gemäßigten Klimagebieten können mindestens 100 Kilogramm Kohlenstoff pro Hektar und Jahr speichern, Böden in den Tropen 200 bis 300 Kilogramm. Landwirtschaftliche Ökosysteme, die mit *Gründünger* und ohne Pflug arbeiten, können noch mehr anreichern – bis zu 1 000 Kilogramm pro Hektar und Jahr. Erst nach 50 Jahren ist ein Gleichgewicht erreicht.

Es ist natürlich sehr schwierig exakt anzugeben, wieviel Kohlenstoff in den 29 Millionen Hektar gespeichert wird, die von den untersuchten 208 Projekten nachhaltig bewirtschaftet werden. Nimmt man eine mittlere Akkumulationsrate von 0,7 Prozent oder 0,38 Tonnen pro Hektar und Jahr an und geht davon aus, dass im Durchschnitt über fünf Jahre die Fläche nachhaltig bewirtschaftet wird, dann kommt man in diesen Projekten auf eine Kohlenstoff-Akkumulation von 55,1 Millionen Tonnen.

Diese Fähigkeit des Bodens als eine neue Einkommensquelle für nachhaltig wirtschaftende Landwirte zu betrachten, ist gar nicht so abwegig. Ein Konsortium von sieben kanadischen Energieunternehmen (GEMCo – Greenhouse Emissions Management Consortium, Treibhaus-Emissionen Verwaltungsgesellschaft) beschloss kürzlich, Emission-Reduktions-Gutscheine für 2,8 Millionen Tonnen Kohlendioxid von Farmern in Iowa zu kaufen. Die 100 Farmer, mit denen das Geschäft gemacht wurde, bekommen dafür sechs Millionen US-Dollar, oder, auf die Fläche umgerechnet, 7,4 Dollar pro Hektar.

Pflanzenschutz (fast) ohne Chemie

Viele Projekte, die Verfahren der nachhaltigen Landwirtschaft eingeführt haben – vor allem im *Nassreis*-Anbau – berichten von großen Einsparungen bei chemischen Pflanzenschutzmitteln, so-

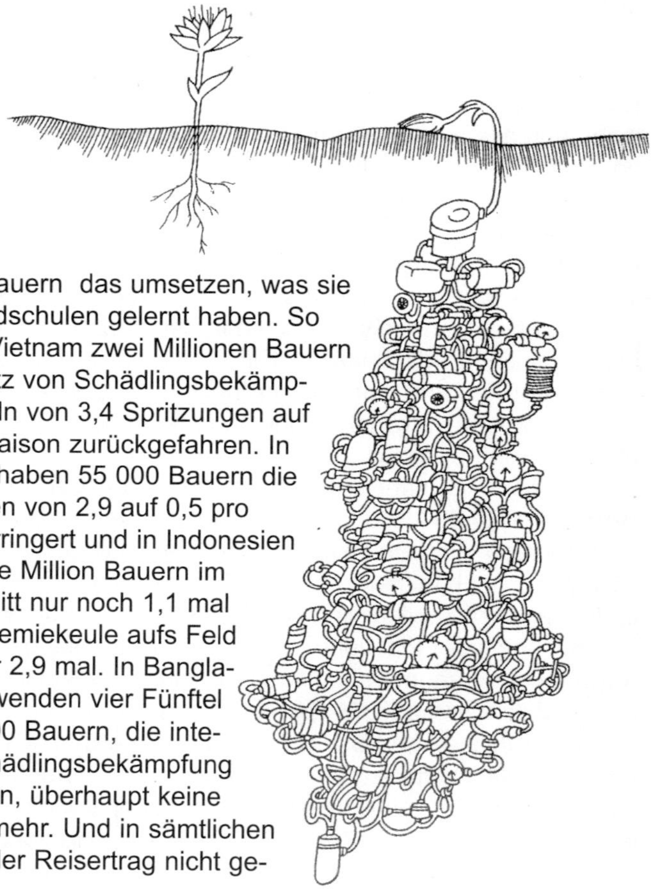

bald die Bauern das umsetzen, was sie in den Feldschulen gelernt haben. So haben in Vietnam zwei Millionen Bauern den Einsatz von Schädlingsbekämpfungsmitteln von 3,4 Spritzungen auf eine pro Saison zurückgefahren. In Sri Lanka haben 55 000 Bauern die Spritzungen von 2,9 auf 0,5 pro Saison verringert und in Indonesien kommt eine Million Bauern im Durchschnitt nur noch 1,1 mal mit der Chemiekeule aufs Feld statt früher 2,9 mal. In Bangladesch verwenden vier Fünftel der 150 000 Bauern, die integrierte Schädlingsbekämpfung durchführen, überhaupt keine Pestizide mehr. Und in sämtlichen Fällen ist der Reisertrag nicht gesunken.

Einige Projekte berichten sogar, dass eine große Zahl von Bauern inzwischen ganz ohne chemische Schädlingsbekämpfungsmittel im Reisanbau auskommt. Das ist beispielsweise im Mekongdelta in Vietnam der Fall und auch in Teilen der Philippinen. Diese Bauern gehen inzwischen mit anderen Vorstellungen an ihre Arbeit heran, so wie die Bauern, die keine Pflüge mehr verwenden.

Vietnam: Im Mekongdelta bleiben die Larven am Leben

Forscher des Internationalen Reisforschungsinstituts (IRRI), das vietnamesische Ministerium für Landwirtschaft und Ländliche Entwicklung und das philippinische Visayas State College of Agriculture führten in den vergangenen acht Jahren eine einzigartige und erfolgreiche Initiative durch, um die Bauern im Mekongdelta in Vietnam zur Übernahme einer nachhaltigeren Reisproduktion zu ermutigen. Inspektionen in den frühen 1990-er-Jahren hatten gezeigt, dass der Insektizidverbrauch der Bauern hoch war. Sie bekämpften damit insbesondere die Larven des Käfers, die die Pflanzen zum Teil kahl fraßen. Die Bauern glaubten, dass solch sichtbare Schäden Ertragsverluste verursachten, doch die Forscher hatten entdeckt, dass die Beschädigung der Reisblätter während des vegetativen Stadiums selten die Erträge mindert. In der Tat töteten die angewandten Insektizide eher die nützlichen Insekten und führten damit zu einem Befall durch andere Schädlinge.

Durch eine neuartige Medienkampagne und unterstützt durch die Feldschulen wurden die Landwirte in der Long Am Provinz dazu animiert, folgende Behauptung zu überprüfen: »Insektizidspritzungen zur Bekämpfung der Larven des Käfers sind in den ersten 40 Tagen nach der Saat nicht nötig«. Im Verlauf der Kampagne wurden 380 000 Broschüren und 35 000 Poster verteilt, 1 390 Demonstrationen organisiert und ein Hörspiel 1 550 mal ausgestrahlt. Damit wurden 97 Prozent der 20 000 Bauern in der Versuchs-Region erreicht und 82 Prozent der Bauern in der ganzen Provinz – insgesamt 172 000 Landwirte. Innerhalb von zweieinhalb Jahren nach der Kampagne fiel die mittlere Anzahl der Spritzungen von 3,35 auf 1,56 pro Bauer und Saison. Die Einstellung der Bauern hatte sich grundlegend geändert – 77 Prozent hatten die frühen Spritzungen aufgegeben und zwischen 20 und 30 Prozent spritzen überhaupt nicht mehr.

Andere Provinzen im Mekongdelta übernahmen den Ansatz und ihre Kampagnen erreichten 92 Prozent der 2,3 Millionen Bauern, die nun nur noch einmal pro Saison die Pflanzenschutzspritze in die Hand nehmen. Das entspricht einem Rückgang von 70 Prozent. Die Reiserträge haben sich während dieser Zeit nicht verändert – sie blieben bei etwa vier Tonnen pro Hektar. Forscher schlossen daraus, dass sich die Wissensvermittlung über die Feldschulen und die Medienkampagne ergänzten und gemeinsam die Veränderung bewirkten. Die Forscher suchen nun nach Wegen, um gezielte Empfehlungen für andere Phasen des Reis-Zyklus zu entwickeln. In Asien gibt es mehr als 200 Millionen Reisbauern.

Quelle: K.L. Heong; Heong et al. 1998, Escalada et al. 1999

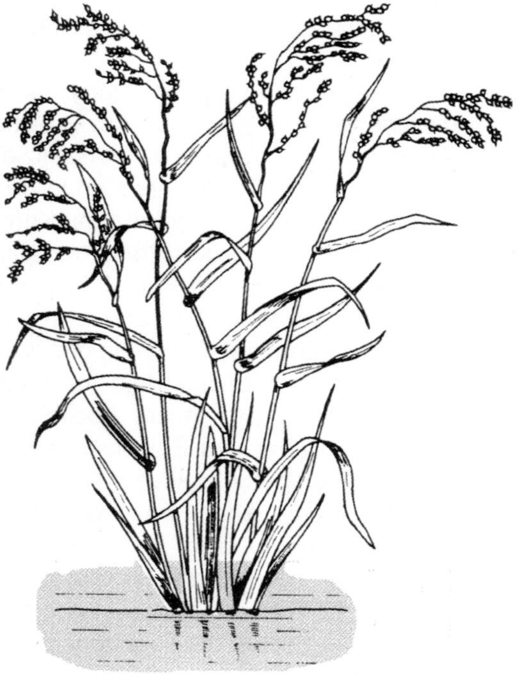

Kenia: Die neue Strategie heißt vutu-sukumu

Eines der Arbeitsgebiete von ICIPE ist die Erforschung neuer Habitatmanagement-Ansätze zur Bekämpfung der in den 1920-er-Jahren aus Indien eingeschleppten Motte mit dem wissenschaftlichen Namen Chilo partellus und zur Bekämfung von Striga. Das Hexenkraut ist ein hartnäckige Schmarotzerpflanze, die Mais und Hirse auf dem Feld den Garaus macht. Dabei arbeiten die Forscher eng mit den Bauern zusammen. Das Projekt entwickelt neue Strategien, um die Motte vom Getreide abzulenken. Dafür wird ihr andere schmackhafte Kost in Form von Zwischenfrüchten oder Futtergräsern angeboten.

Die Strategie, die nun ausgeklügelt wurde, heißt in der Landessprache **Vutu-sukumu**, was soviel bedeutet wie anziehen und wegstoßen – push and pull auf englisch. Die Methode beruht auf zwei Mechanismen. Die einen Pflanzen locken die Schädlinge sozusagen in die Falle, die anderen führen sie in die Irre. Dazu muss man wissen:

- Die weibliche Motte legt ihre Eier viel lieber auf Napier- und Sudangras ab als auf dem Mais. Das bedeutet, rings um ein Maisfeld gepflanzt, ziehen die Gräser die Motten an und damit vom Mais weg. Kombiniert werden Napier- und Sudangras mit Desmodium. Die aus Südamerika stammende Hülsenfrucht wird direkt zwischen die Maispflanzen gesät, wo sie als Mottenschreck ganze Arbeit leistet und die Schädlinge regelrecht aus dem Feld verjagt.
- Das Molassegras, eine Futterpflanze wie Napier- und Sudangras, lockt die weiblichen Motten in die Falle. Es enthält verschiedene physiologisch aktive Betandteile. Zwei von ihnen verhindern die Eiablage der Motte, und zwar bereits in niedrigen Konzentrationen. Außerdem sendet das Molassegras auch eine chemische Substanz aus, die die natürlichen Feinde der Motte anlockt.
- Napiergras hat seine eigenen Verteidigungsmechanismen gegen die Motte. Wenn deren Larve in den Stängel eindringt, produziert die Pflanze eine gummiartige Substanz, die den Schädling tötet.
- Sudangras steigert ebenfalls die Wirksamkeit der natürlichen

Feinde. Wenn man das Gras ringsherum um das Maisfeld pflanzt, werden fast viermals so viele Mottenlarven von ihren natürlichen Feinden vernichtet wie ohne diesen »Schutzwall«.

Doch nicht nur die Motte haben die Forscher inzwischen im Griff, sondern auch das Hexenkraut. Auch hier hilft Desmodium. Sät man die beiden Arten Silberblatt und Grünblatt zwischen den Mais, dann wuchert das Unkraut längst nicht mehr so üppig wie ohne. Eine chemische Substanz, die von den Wurzeln der Desmodium-Pflanzen abgesondert wird, hält das Hexenkraut fern. Die Verminderung des Strigabefalls von Mais durch die Zwischenpflanzung der beiden Desmodium-Arten war deutlich höher als bei einer Zwischenpflanzung von Sojabohnen, Sunnhanf (bengalischer Hanf) und Kichererbsen.

Werden die Pflanzen und die von ihnen ausgehenden Wirkungen gezielt eingesetzt, steigen die Maiserträge deutlich an, wie die Versuche der Bauern gezeigt haben. Ziel der Forscher ist es nun, ein Anbausystem für Mais zu entwickeln, bei dem die Ertragsverluste durch die Motte und das Hexenkraut vermindert werden und gleichzeitig die Bodenfruchtbarkeit verbessert wird, denn Desmodium kann ja als Leguminose auch Stickstoff binden. Solch ein neugestaltetes und vielgestaltiges System hat viele der charakteristischen Merkmale der ›traditionellen‹ Farmen in Kenia.

Quellen: Hans Herren, John Pickett, ICIPE Jahresberichte; Pickett 1999; Khan et al. 2000

In Ostafrika haben Forscher von ICIPE (International Centre for Insect Physiologie and Ecology, Internationals Zentrum für die Physiologie und Ökologie der Insekten)und IACR-Rothamsted entdeckt, dass man mit dem richtigen Pflanzenmix auf dem Acker der Schädlinge durchaus Herr werden kann, und zwar ganz ohne Chemie.

Die richtige Sortenmischung kann ebenfalls beim Einsparen von Pflanzenschutzmitteln helfen, wie ein Beispiel aus Jünnan, China zeigt. Prof. Youyong Zhu berichtet darüber in der wissenschaftlichen Zeitschrift »Nature« (Vol. 406, 2000). Dort in Jünnan ermunterten Wissenschaftler die Bauern in zehn Siedlungen einen solchen Mix auszuprobieren. Traditionell pflanzten die Bauern nur Klebreis an. Die Wissenschaftler empfahlen nun einen gemischten Anbau von Klebreis und Hybridreissorten – eine Reihe so, eine Reihe anders. Der Klebreis bringt zwar einen höheren Preis, ist aber anfällig für Reisbräune, die normalerweise mit Fungiziden unter Kontrolle gehalten wird. Durch den gemischten Anbau in ein und demselben Feld ging die Reisbräune um 94 Prozent zurück, die Erträge stiegen um 89 Prozent. Nach zwei Jahren kam man zu dem Ergebnis, man brauche auf den über 5 000 Hektar, die so bebaut wurden, keine Fungizide mehr.

Wasser nutzen bis zum letzten Tropfen

Gegenwärtig macht die bewässerte Fläche weltweit etwa 20 Prozent der Ackerfläche aus und trägt zu etwa 40 Prozent zur gesamten pflanzlichen Erzeugung bei. Die FAO, die Ernährungs- und Landwirtschaftsorganisation der Vereinten Nationen, schätzt, dass die Bewässerungfläche bis 2030 um 23 Prozent steigen wird, von derzeit 197 auf 242 Millionen Hektar. Doch eine derartige Zunahme ist nur möglich, wenn das Wasser effizienter verwendet wird als bislang.

Wasser ist im *Regenfeldbau* oftmals der begrenzende Faktor. Wenn das Regenwasser sorgfältiger gesammelt und gespeichert wird, ist es der Schlüssel zu verbesserter landwirtschaftlicher Produktivität. Die Erträge steigen, weil auf den bereits vorhandenen Flächen intensiverer Anbau möglich ist und auch, weil mehr Land kultiviert werden kann. In Trockengebieten kann man mit dem zusätzlichen Wasser die Produktion steigern und in den feuchteren Gebieten eine weitere Frucht anbauen. So führte beispielsweise in einem Dorf im Himalaja, das zu dem Doon Valley Integrated Watershed Programm gehört, das Auffangen von Wasser dazu, dass 30 Hektar während der Trockenzeit bewässert werden konnten. Das bedeutete eine zusätzliche Reisernte für die Dorfbewohner. Von einem Bauern wird berichtet, er habe gesagt: »Früher gab es jeden Tag Kämpfe wegen der Wasserverteilung, aber heute ist das überhaupt nicht mehr nötig«. Das gleiche wird aus dem indischen Bundesstaat Tamil Nadu berichtet, wo Verbesserungen in Wassereinzugsgebieten dazu geführt haben, dass einzelne Dörfer mit 30 Haushalten zusätzlich 50 Tonnen Reis pro Jahr erzeugen. Das bedeutet eine Verdopplung der Anbauintensität. Und zwar einzig und allein, weil sie mit dem gespeicherten Regenwasser in der Trockenzeit die Felder bewässern können, was ihnen eine zusätzliche Reisernte ermöglicht.

In bewässerten Anbausystemen kann verbessertes Wassermanagement ebenfalls zu besseren Ergebnissen führen. In Gal Oya in Sri Lanka, wo in den 80-er-Jahren für 26 300 Hektar Wassernutzer-Gruppen gegründet worden waren (vgl. auch S. 47), zeigte sich der Wert des sozialen Kapitals während einer Dürre im Jahr 1998. Nach Angaben der Regierung gab es damals nur für die Bewässerung von 4 900 Hektar Reis genügend Wasser, aber die Bauern überredeten die Bewässerungsabteilung, das Wasser einfach durchzulassen und versprachen, sorgfältig die ganzen 26 300 Hektar bewässern. Durch Kooperation und sorgfältiges Management erreichten sie für das gesamte Gebiet eine bessere als nur durchschnittliche Ernte im Wert von 20 Millionen US-Dollar.

Die vergessenen Komponenten

Die empirischen Tatsachen belegen ziemlich klar, dass in den Projekten der nachhaltigen Landwirtschaft der Wertsteigerung oder der Vermarktung relativ wenig Aufmerksamkeit geschenkt wird. Dabei gibt es eine ganze Reihe von Möglichkeiten, um die Gewinne der Familien aus der landwirtschaftlichen Produktion zu steigern.

Bessere Lagerung und Behandlung nach der Ernte führt zur

Verminderung von Verlusten. Man kann aber auch den Wert der Produkte vor dem Verkauf oder vor der Verwendung steigern. Dazu müssen sie verarbeitet werden – aus Früchten kann man Chutney machen, man kann sie aber auch trocknen, und aus manchen kann man auch Öl pressen. Ein professionelles Labelling der Produkte steigert ebenfalls deren Wert.

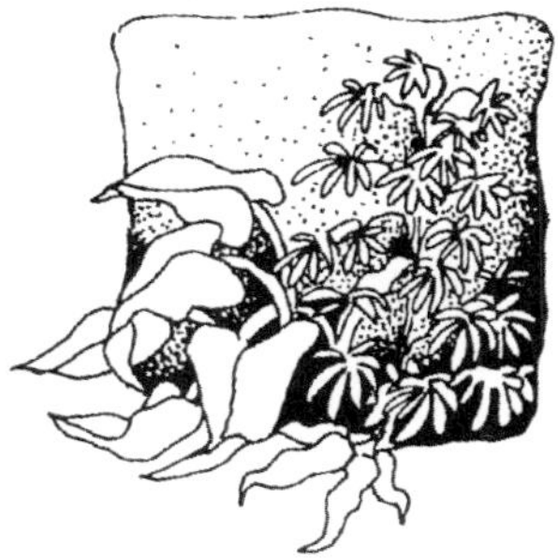

Direktvermarktung und gemeinschaftliche Vermarktung bringt den Bauern ebenfalls mehr Geld, denn so werden Großhändler und ›Mittelsmänner‹ umgangen. Dies setzt aber eine verbesserte Infrastruktur voraus, also bessere Straßen und ein effektives Transportwesen. Ethische Handelsprinzipien können sicherstellen, dass das zusätzliche Geld die ländlichen Gemeinden und die Menschen dort tatsächlich erreicht. Der »grüne« Tourismus trägt zur besseren Vermarktung der Landschaft und der von den Bauern gepflegten Vielfalt bei.

Die Vernachlässigung der Vermarktung mag verständlich sein angesichts der Tatsache, dass fast alles, was über die bisherige Menge hinaus erzeugt wird, in der Regel an Ort und Stelle konsumiert wird und nur geringe Überschüsse lokale Märkte erreichen. Doch diesem Bereich muss mehr Aufmerksamkeit geschenkt werden. Es kann viel getan werden, um den Bauern Anreize für eine Produktionserhöhung zu geben oder um bestehende Verbesserungen aufrecht zu erhalten.

Die Risiken

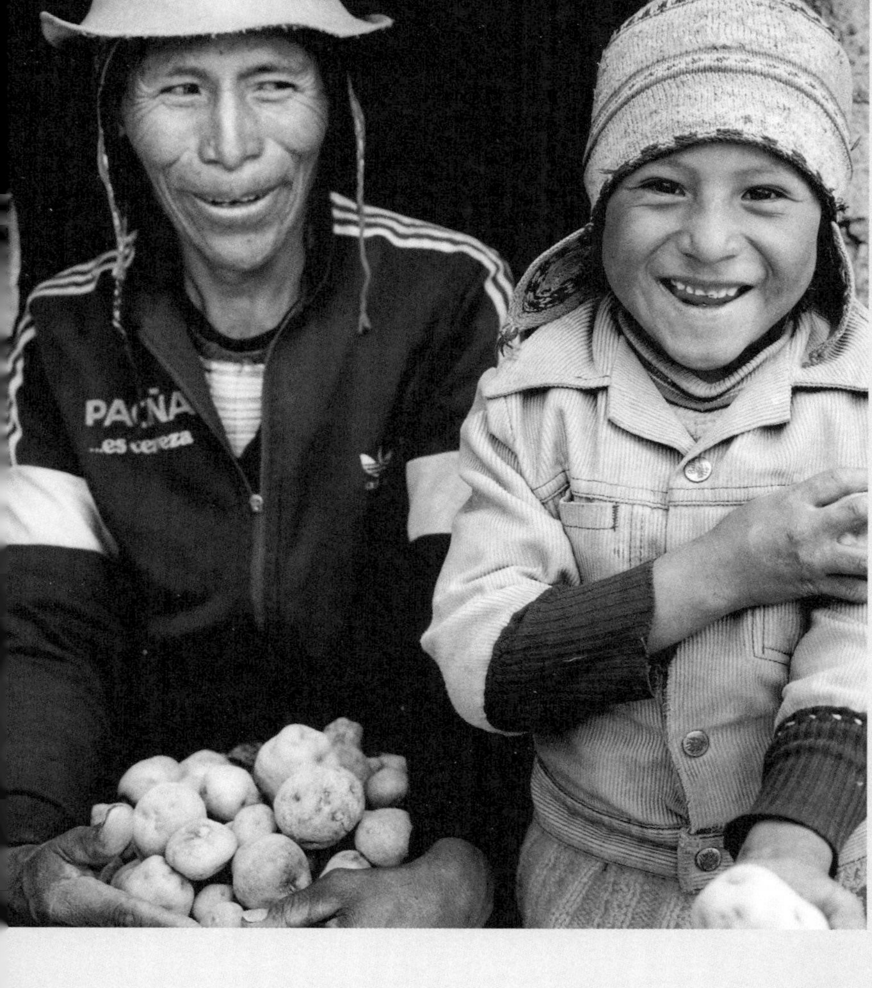

Wo Licht ist, fällt auch Schatten. Auf die nachhaltige Landwirtschaft bezogen bedeutet dies, dass sie – trotz aller positiven Auswirkungen auf das Leben der Menschen – nicht frei ist von Nachteilen und Widersprüchen. So kann beispielsweise der Bau einer Straße in der Nähe eines Waldes den Verlust von natürlichem Kapital bedeuten, da sie den Holzeinschlag erleichtert. Eine Investition in motorisierte Fischerboote ist gleichzusetzen mit einer gesteigerten Kapazität zum Fischen. Es sei denn, es gibt in beiden Fällen ein starkes Sozialkapital in Form von Institutionen, die den Zugang kontrollieren und die Nachhaltigkeit sichern.

Das heißt nicht, dass der Substanzverlust einer Kapitalart immer unerwünscht ist – es mag im nationalen und lokalen Interesse sein, einen Teil des Waldes zu Geld zu machen, wenn dieses Geld für Krankenhäuser und Schulen verwendet wird und so ein Transfer von natürlichem in soziales und menschliches Kapital stattfindet. Ebenso mag ein kurzfristiger sozialer Konflikt ein notwendiges Mittel sein, um ungleiches Eigentum an Land zu überwinden und so mehr Wohlfahrt zu schaffen.

In manchen Fällen mag ein Fortschritt in einem Teilbereich eines landwirtschaftlichen Betriebssystems Folgeprobleme hervorrufen. Beispielsweise können Projekte durch die Übernahme der Nullbodenbearbeitung einen beträchtlichen Fortschritt in der Erosionsverminderung erzielen und im besseren Wasserhaltevermögen der Böden, aber gleichzeitig weiterhin Herbizide anwenden. In anderen Fällen kann vermehrte organische Masse in den Böden zu erhöhter Auswaschung von Nitrat ins Grundwasser führen.

Folgeprobleme

Es gibt eine Vielzahl von Folgeproblemen, die in Projekten der nachhaltigen Landwirtschaft auftreten können. So zum Beispiel:

- Flächen können als Weideflächen gesperrt werden, damit sie sich erholen. Das hat zur Folge, dass Menschen, die keine andere Futterquelle haben, ihr Vieh verkaufen müssen.
- Gesteigerte Arbeitslast für den Haushalt; wenn die Anbauintensität steigt oder neues Land kultiviert wird, wird diese zusätzliche Last vorwiegend den Frauen aufgebürdet.

- Zusätzliches Einkommen aus dem Verkauf von Erzeugnissen kann direkt an die Männer in den Haushalten gehen, die weniger wahrscheinlich als Frauen in ihre Kinder und den Haushalt als Ganzes investieren.

Es gibt auch eine Reihe **negative Faktoren**, die die Erfolge der nachhaltigen Landwirtschaft beeinträchtigen können:

- Menschen, deren Lebensunterhalt auf nachhaltiger Landwirtschaft beruht, vermarkten Nahrungsmittel eventuell in ein zunehmend globalisiertes System, in dem die von außen einwirkenden Faktoren – nämlich die negativen Wirkungen auf die Zusammensetzung der Atmosphäre durch Kohlendioxid-Emissionen – jede örtlich beschränkte Kapitalbildung übertreffen.
- Eine infolge nachhaltiger Landwirtschaft verbesserte Kapitalbasis und damit verbunden ein besseres Leben der Menschen kann beispielsweise ein Anreiz für die Großgrundbesitzer sein, ihr ehemals degradiertes Land den Pächtern, die es nachhaltig bewirtschaften, wieder wegzunehmen.
- Nachhaltige Landwirtschaft, die den Menschen ein besseres Leben ermöglicht, kann den Anschein erwecken, sie halte die Menschen in den ländlichen Gebieten fern von den Zentren der Macht und von der modernen Gesellschaft. Doch genau da hin zu kommen, ist möglicherweise die Sehnsucht mancher Menschen auf dem Lande. Deshalb brauchen sie genügend Ressourcen, um die ländlichen Gebiete verlassen zu können.
- Die nachhaltige Bildung sozialen Kapitals und die Entstehung einflussreicher sozialer Bewegungen mögen manche als eine Bedrohung der existierenden Machtverhältnisse sehen und daher vielleicht versuchen, sie für ihre Zwecke nutzbar zu machen.
- Wachsende Viehbestände bedeuten auch mehr Methan und das verstärkt den Klimawandel. Der derzeitige Viehbestand produziert 79 Millionen Tonnen Methan, doch die FAO prognostiziert, dass die Produktion bis zum Jahr 2030 auf 128 Millionen Tonnen steigen wird.
- Es könnte auch sein, dass die bisher bereits nachhaltig wirtschaftenden Bauern mittels erhöhter Eintrittsschwellen versuchen neue Bauern fernzuhalten, damit sie ihren Profit nicht teilen müssen.

Gewinner und Verlierer

Es wird auch neue Gewinner und Verlierer geben, wenn sich die nachhaltige Landwirtschaft großflächig verbreitet. Denn für Agrochemie-Unternehmen ist in diesem System wenig Platz. Und die werden höchstwahrscheinlich den Verlust von Marktanteilen nicht ohne weiteres akzeptieren.

Nachhaltige Landwirtschaft bedeutet auch mehr Macht für lokale Gemeinden und Gruppen, verbunden mit mehr Entscheidungsfreiheit und auch mit mehr Entscheidungsmöglichkeiten vor Ort. Das bedeutet weniger Möglichkeiten für Korruption von Angestellten in privaten und öffentlichen Organisationen. Forschungs- und Beratungsorganisationen müssen sich ebenfalls ändern. Sie müssen bei ihrer Arbeit mit den Bauern partizipatorisch vorgehen und sie müssen auch andere Maßstäbe bei der Bewertung des beruflichen Erfolgs und bei den Mitteln für die Förderung anlegen.

Doch selbst dann, wenn die Entwicklung einer nachhaltigen Landwirtschaft beabsichtigt ist, müssen noch viele Bedrohungen überwunden oder vermieden werden, wenn sie Erfolg haben und sich verbreiten soll. Solche Bedrohungen sind das Fehlen von Landeigentum oder einer entsprechenden Sicherheit, zivile Unruhen und Kriege, institutionelle Trägheit, die Reaktion von potenziellen Verlierern, der volkswirtschaftliche Niedergang von Ländern oder Regionen sowie fortschreitender Klimawandel.

Die Globalisierung der Landwirtschaft wird weitere Veränderungen hervorrufen. Mehr Kontrolle über die Welt-Nahrungsmittelsysteme wird in weniger und größeren Privatunternehmen zentralisiert sein. Diese Zentralisierung könnte positiv sein bei Unternehmen, die ganze Versorgungsketten beeinflussen. Aber das passiert wahrscheinlich nur, wenn die Unternehmen ethisch und nachhaltig orientiert sind. Die Wirkungen auf die Kleinbauern sind vermutlich eher von Nachteil als von Vorteil.

In manchen Fällen kann die globale Natur der Märkte die nachhaltige Landwirtschaft auch untergraben: nämlich dann, wenn die Bauern rasch von der nachhaltigen Landwirtschaft abdriften, um eine kurzfristige Gelegenheit zu nutzen. So geschehen auf den Philippinen, wo Bauern von den neuen Methoden der integrierten Schädlingsbekämpfung abließen, um Kohl für einen neuen, entfernten Markt anzubauen. Niemand kann die Bauern zwingen, eine solche Möglichkeit auszulassen, auch wenn es auf Kosten der Nahrungssicherheit geht. Und noch ein Beispiel: In Mumias Diocese in Kenia gingen Bauern dazu über, Zuckerrohr für eine örtliche Fabrik anzubauen – zu Lasten der Nahrungsmittel. Nun hilft ihnen ein Projekt der nachhaltigen Landwirtschaft, durch intensive Biogärten die Nahrungsmittelproduktion wieder zu steigern. Heimische Märkte können schnell an Importe aus Ländern verloren gehen, die einige ihrer tatsächlichen Produktionskosten auf den Steuerzahler abwälzen – so wie europäische Länder, die Milchprodukte nach Indien exportieren.

Kenia: Genug zu essen für ein halbes Jahr

In Kakamega in Westkenia litt früher jeder vierte unter Nahrungsunsicherheit, die Kindersterblichkeit war hoch, die Menschen konnten zu großen Teilen weder lesen noch schreiben. Heute arbeitet dort das MEFE-Projekt mit etwa 2 070 Haushalten.

Mithilfe eines strukturierten Lernprozess (REFLECT) werden alle Gruppen ermutigt, ihre eigene Umgebung kritisch zu analysieren und nach neuen Lösungen zu suchen, die auf lokal vorhandenen Ressourcen basieren. Um die Nahrungsmittelerzeugung zu steigern, kommen verschiedene Maßnahmen zum Einsatz wie *integrierter Pflanzenschutz*, Stickstoff bindende *Leguminosen*, *Deckpflanzen*, die Schatten spenden und Gründüngungspflanzen zur Verbesserung der Bodenfruchtbarkeit. Erhöhte Beete wurden inzwischen ebenfalls angelegt, um die Gemüseproduktion zu steigern. Als Ergebnis haben sich die Bohnen- und Erdnusserträge von 0,3 auf 0,6 Tonnen je Hektar verdoppelt. Das Projekt berichtet, dass sich die Zeit, in der die Menschen genügend zu Essen haben von früher einem bis drei Monate auf inzwischen drei bis sechs Monate verbessert hat. Das Essen enthält jetzt auch mehr Eiweiß, das kommt vor allem der Gesundheit der Kinder zugute.

Quelle: Francisca Mate, James Atema

Nachhaltige Landwirtschaft braucht politische Unterstützung

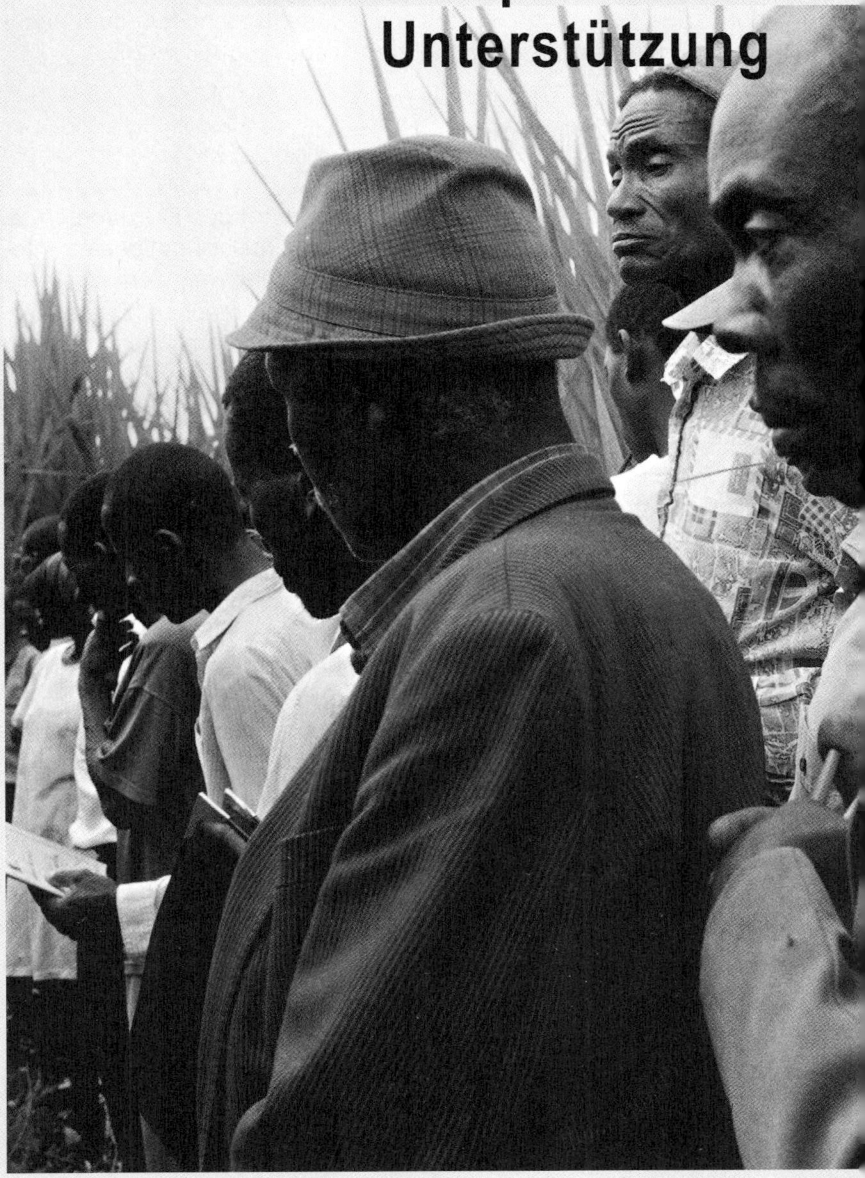

Ohne Geld und Hilfe von außen kann es keine nachhaltige Landwirtschaft geben. Um ihr auf breiter Front zum Durchbruch zu verhelfen, braucht sie jedoch die Unterstützung durch die Politik. So verhalf beispielsweise die indonesische Regierung durch das Verbot von Schädlingsbekämpfungsmitteln dem nachhaltigen Reisanbau im Lande zum Siegeszug.

Indonesien: Wo ein Wille ist ...

1986 wurden in Indonesien durch ein Dekret des Präsidenten 56 Pflanzenschutzmittel für Reis verboten und ein nationales integriertes Pflanzenschutzprogramm eingeführt mit dem Ziel, die Bauern zu Experten ihrer eigenen Felder zu machen. Das erfolgte mithilfe von Feldschulen. Eine Million Bauern haben bislang rund 50 000 dieser Schulen ohne Mauern, wie sie auch genannt werden, besucht, das ist die größte Anzahl in einem asiatischen Land. Das Programm wird von der FAO, der Weltbank und USAID unterstützt und ist in zwölf der 26 Provinzen tätig, darunter in allen »Reisschüssel«-Provinzen. Die Wirkung ist beachtlich: Eine stichprobenartige Überprüfung bei 2 000 Bauern ergab, dass die Reiserträge durchschnittlich um 0,5 Tonnen je Hektar gestiegen sind und die jährlichen Ertragsschwankungen geringer sind als vorher. Die Pflanzenschutzspritzungen gingen von 2,9 auf 1,1 pro Saison zurück, damit einher ging eine enorme Verringerung der verbotenen Produkte. Im Durchschnitt wendet ein Viertel der Bauern jetzt keine Pflanzenschutzmittel mehr an, in manchen Dörfern ist es sogar die Hälfte.

Den Worten Taten folgen lassen

In den 1990-er-Jahren wurde weltweit die Notwendigkeit anerkannt, dass die Politik die nachhaltige Landwirtschaft unterstützen muss. In einigen wenigen Ländern ist dies inzwischen auch umgesetzt worden, doch in den meisten blieb es bei Absichtserklärungen. In der so genannten Den Bosch-Erklärung über nachhaltige Landwirtschaft und ländliche Entwicklung von 1991, die ein Jahr später bei der Konferenz von Rio verabschiedet wurde, sind drei Ziele formuliert:

1) Nahrungssicherheit durch die Sicherstellung einer angemessenen und nachhaltigen Balance zwischen Selbstständigkeit und Selbstvertrauen,
2) Schaffung von Arbeitsplätzen und Einkommen in ländlichen Gebieten, um Armut auszurotten, und
3) Bewahrung der natürlichen Ressourcen und Umweltschutz.

In der Agenda 21 wird auch anerkannt, dass größere Anpassungen in der Agrar-, Umwelt- und Wirtschaftspolitik erforderlich sind, um diese Ziele zu erreichen. Und zwar sowohl auf nationaler als auch auf internationaler Ebene, in entwickelten Ländern ebenso wie in Entwicklungsländern. Die hauptsächlichen Mittel dazu, so Kapitel 14 der Agenda 21, seien Politik- und Agrarreformen, Partizipation, Einkommensdiversifizierung, Bodenschutz und ein verbessertes Betriebsmittel-Management. Der Erfolg einer solchen Politik hängt, so heißt es weiter, zu großen Teilen von der Unterstützung und der Partizipation der ländlichen Bevölkerung ab sowie von der Beteiligung der nationalen Regierungen, des Privatsektors und der internationalen Zusammenarbeit.

Die Kommission für Nachhaltige Entwicklung war der Ansicht, in den meisten Ländern wachse die Einsicht, dass die Umweltbelange in die Agrarpolitik integriert werden müssten. Die OECD-Länder haben in den letzten Jahren die wirtschaftlichen Maßnahmen im Vergleich zu den regulatorischen ausgeweitet. Umweltsteuern im Agrarbereich konzentrieren sich in erster Linie auf Pflanzenschutzmittel, Düngemittel und Düngerabfälle. Die Länder Dänemark, Norwegen und Schweden haben Steuern auf Pflanzenschutzmittel eingeführt. Einige OECD-Länder setzten Ziele für die Verminderung des Einsatzes von Agrarchemikalien. Beispielsweise haben Kanada und die Niederlande entschieden, den Pestizideinsatz bis zum Jahr 2000 um die Hälfte zu senken, verglichen mit dem Verbrauch in dem Zeitraum von 1985 bis 1988. Dänemark wollte 1997 ein Viertel weniger Agrarchemikalien verbrauchen als 1991. Die Niederlande haben auch überschüssigen Tierdung mit einer Steuer belegt. Norwegen und Finnland haben eine Düngemittelsteuer eingeführt. Österreich, Italien und Spanien legten Mindestfutterflächen für Großvieh fest.

In Ländern wie Indonesien, Sri Lanka, Pakistan, Tansania und Sambia, wo die Regierungen mit der Einführung neuer partizipatorischer Ansätze experimentieren und mit Ansätzen, die in kleinen Gemeinden die Betriebsmittel für Landwirtschaft und Dienstleistungen bereitstellen, wurden bemerkenswerte Fortschritte in der Entwicklung von sozialem Kapital auf lokaler Ebene erreicht. Bolivien ist jüngst in ein ehrgeiziges Programm eingestiegen, um die wirksame Partizipation der ländlichen Bevölkerung auf Gemeindeebene zu fördern. Andere lateinamerikanische Länder wie Chile, Ekuador, Mexiko und Venezuela führen ähnliche Projekte durch. In einer ganzen Reihe von Ländern einschließlich Sambia, Guinea, Indien und Vietnam wurde eine neue Genossenschaftsgesetzgebung diskutiert und im Parlament erörtert. Weil die Staatshaushalte für die ländliche Entwicklung gesunken sind, spielen viele Nichtregierungsorganisationen nun eine bedeutendere Rolle bei der Verbesserung der Partizipation der Menschen. Die Organisationen der ländlichen Bevölkerung treten nun in den Dialog mit Regierungen ein, um die Politik für nachhaltige Landwirtschaft zu mitzugestalten.

Obwohl inzwischen fast jedes Land behauptet, es fördere die nachhaltige Landwirtschaft, weist die Realität nur bruchstückhafte Reformen aus. Lediglich zwei Länder unterstützen auf nationaler Ebene ausdrücklich die nachhaltige Landwirtschaft. Demgemäß steht sie dort auch im Zentrum der Agrarpolitik. Diese beiden Länder sind Kuba und die Schweiz. Kuba hat eine nationale Politik für **alternative Landwirtschaft**, und in der Schweiz gibt es drei Förderstufen für nachhaltige Landwirtschaft und ländliche Entwicklung. Österreich, Dänemark, Schweden und Finnland unterstützen die Biolandwirtschaft deutlich auf nationaler Ebene, doch das hat sich nicht unbedingt auf die konventionellen Landwirte ausgewirkt.

Übersicht: Auswahl fortschrittlicher politischer Reformen zu Gunsten nachhaltiger Landwirtschaft entsprechend dem Grad ihrer Integration und den beobachteten Ergebnissen

Länder mit großflächiger nachhaltiger Landwirtschaft	**Länder mit bedeutendem örtlichen Erfolg**
I. Länder mit deutlicher nationaler Politikunterstützung für nachhaltige Landwirtschaft	
Kuba (nationale Politik für alternative Landwirtschaft)	**Dänemark und Schweden** (nationale Unterstützung für oganische Landwirtschaft) Landwirtschaft; Politik zur Verminderung des Mineraldünger- und Pestizideinsatzes)
Schweiz (3 Förderstufen für nachhaltige Landwirtschaft und ländliche Entwicklung)	**Finnland** (landwirtschaftliches und Umweltprogramm mit Anreizen für die Bauern – 82 Prozent der Bauern machen mit)
II. Länder mit deutlicher regionaler oder provinzialer Politikunterstützung (aber nicht national)	
Brasilien (Nullbodenbearbeitung und konservierende Bodenbearbeitung in drei südlichen Bundesstaaten)	**Indien, Gujarat** (partizipatorisches Bewässerungsmanagement; komplette Übergabe an Wassernutzergruppen)
Indien, Rajasthan (Bodenmanagement-Unterstützung, Anreize für Biodünger)	
III. Länder mit unterstützenden Politikelementen, aber nicht integriert über die landwirtschaftlichen Sektoren	
Kenia (Catchment-Wasserstau-Ansatz zur Bodenkonservierung – 0,7-1 Millionen Bauern)	**Niederlande** (Pestizid-Reduktions-Politik; Nährstoff-Regulierungen)

Indonesien
(Verbannung ausgewählter Pestizide; nationales Programm »Feldschulen für-Bauern« und *integrierter Pflanzenschutz* im Reisanbau – 1 Million Bauern ausgebildet)

Indien
(Unterstützung für die Verarbeitung und Vermarktung von Sojabohnen – 5,6 Millionen ha in 1996; Verzehnfachung in 10 Jahren)

Bolivien
(regionale Integration landwirtschaftlicher und ländlicher Politik)

Burkina Faso
(Gestion de Terroirs-Landpolitik)

Australien
(nationales Landcare-Programm – 4 500 Gruppen

Sri Lanka und Philippinen
(Wassernutzer-Gruppen für das Bewässerungs-Management – 3 500 Gruppen auf den Philippinen)

Benin
(Unterstützung für *mucuna* – 100 000 Bauern)

Niger
(Unterstützung für Auffangen von Wasser)

Indien
(nationale partizipatorische Politik für die Bewirtschaftung von Wassereinzugsgebieten)

Zwei Musterländer: Kuba ...

Bis zum Jahr 1990 war der kubanische Agrarsektor stark abhängig von der Unterstützung des Ostblocks. Das Land importierte 57 Prozent aller verzehrten Kalorien, 94 Prozent der Düngemittel, 82 Prozent der Pflanzenschutzmittel und 97 Prozent des Tierfutters. Es erhielt auch den dreifachen Weltmarktpreis für seinen Zucker. Aber 1990 brach der Handel mit dem Ostblock zusammen. Das führte zu empfindlichen Engpässen bei allen importierten Waren. Über einen sehr kurzen Zeitraum war die modernisierte Landwirtschaft der Insel mit einer zweifachen Herausforderung konfrontiert: Sie musste die doppelte Menge Nahrungsmittel mit der Hälfte des bisherigen *Inputs* erzeugen.

Als Antwort rief das Landwirtschaftsministeriums das »Alternative Modell« als offizielle Agrarpolitik aus. Es konzentriert sich auf Ressourcen konservierende Technologien, die mit lokalem Wissen und Können sowie lokalen Ressourcen externe *Inputs* ersetzen. Merkmale der neuen kubanischen Landwirtschaft sind Diversifizierung, die Zucht von Ochsen, um Traktoren zu ersetzen, *integrierter Pflanzenschutz* als Ersatz für Pestizide, die Einführung neuer Verfahren in der Wissenschaft, großflächige Ausbildung, die Förderung einer besseren Zusammenarbeit zwischen den Bauern innerhalb der Gemeinde ebenso wie zwischen den Gemeinden sowie das Bemühen, den ländlichen Exodus ins Gegenteil zu verkehren.

Die Wirkung der neuen Politik ist bereits bemerkenswert (Funes 2001). Es gibt inzwischen mehr als 200 dörfliche Zentren für die Reproduktion von Entomophagen und Entomopathogenen und auf 90 Prozent der landwirtschaftlichen Fläche werden Schädlinge und Krankheiten mit biologischen Methoden in Schach gehalten. So locken beispielsweise kleingehackte Bananenstauden-Stängel, die mit Honig getränkt sind, Ameisen an. Diese werden dann mitsamt den Stängeln in die Süßkartoffelfelder gebracht, wo sie dem Süßkartoffelbohrer den Garaus machen. Außerdem gibt es auf Kuba inzwischen 173 Wurmkompost-Zentren, deren Produktion innerhalb von vier Jahren von 3 000 Tonnen auf 93 000 Tonnen gestiegen ist. Neue Fruchtfolgen, der Anbau von Gründüngungspflanzen, *Zwischenpflanzungen* und Maßnahmen der Bodenkonservierung sind auf der Insel heute weit verbreitet.

... und die Schweiz

Der schweizerische Ansatz zur Verbesserung der nachhaltigen Landwirtschaft ist äußerst fortschrittlich. Das Bundeslandwirtschaftsgesetz wurde 1992 geändert, damit Subventionen in die ökologische Landwirtschaft gelenkt werden konnten. 1996 wurde es nochmals geändert und heißt jetzt »Landwirtschaftsgesetz 2002«. Es unterscheidet zwischen drei verschiedenen

Förderstufen, abhängig von der Nachhaltigkeit der Landwirtschaft. Stufe eins ist die Förderung für bestimmte Biotypen wie zum Beispiel extensive Weiden und Wiesen, Streuobstwiesen und Hecken. Stufe zwei fördert die integrierte Produktion mit verminderten *Input*s, die höheren ökologischen Standards entspricht als die konventionelle Landwirtschaft. Stufe drei schließlich fördert den ökologischen Landbau.

Der schwierigste politische Streitpunkt war die Einigung auf Standards für die integrierte Produktion. Glücklicherweise hatte die Schweiz ein Netzwerk von mehr als 200 Betrieben, die seit 1990 die ökonomische und ökologische Lebensfähigkeit der Ressourcen bewahrenden Verfahren getestet hatten. Das schuf eine gute empirische Ausgangsbasis, denn es waren sowohl Daten als auch Kenntnisse vorhanden, so dass man sich auf gemeinsame Standards einigen konnte.

Ein weiterer wesentlicher Unterschied zwischen dem Schweizer Modell und den meisten, die im Zuge von Agrarumweltprogrammen in der Europäischen Union eingeführt worden sind, ist, dass die Verantwortlichkeit für die Einführung, Verwaltung und Überwachung an die Kantone, die Bauernverbände, die Landwirtschaftsberater, lokale Körperschaften und Nichtregierungsorganisationen delegiert wurde. Die Politik war immer bestrebt, die Abnahme der ländlichen Bevölkerung in den benachteiligten Gebirgsregionen zu stoppen, deshalb ist das Monitoring des ländlichen Sozialkapitals ein wichtiger und zentraler Teil der Agrarpolitik. Mehr als drei Viertel der schweizerischen Bauern praktizieren inzwischen eine nachhaltigere Landwirtschaft.

Nachhaltige Landwirtschaft fordert die Politik heraus

Notwendig ist eine viel stärkere Verzahnung der verschiedenen Ressort-Politiken. Die Umweltminister der OECD-Staaten identifizierten die Landwirtschaft als einen der Sektoren, in dem eine verbesserte Verzahnung größere Gewinne bringt. Sie stellten fest, dass mit einer Agrarreform, die nachhaltige Landwirtschaft im Blickfeld hat, sowohl Umwelt- als auch landwirtschaftliche Ziele verfolgt werden könnten

In den vergangenen Jahren nahmen die Bemühungen der Politik deutlich zu, Landwirtschaft mit mehr Umweltbewusstsein zu verbinden. Doch die Ergebnisse sind noch immer äußerst bruchstückhaft. Bisher gibt es noch wenig Zeichen einer Zusammenarbeit. Nachhaltige Landwirtschaft kann nur durch das gemeinsame Handeln aller erreicht werden und dazu bedarf es eben einer besseren Verzahnung der einzelnen Ressorts und ihrer Politik.

Ein Problem ist, dass die Umweltpolitik dazu tendiert, lediglich die Ränder der Landwirtschaft zu begrünen. Eine im wesentlichen modernistische Landwirtschaft bleibt, was sie schon immer war, sie wird lediglich grün getüncht. Landwirtschaftlich nicht nutzbare Lebensräume wie Hecken, Waldflächen oder Feuchtgebiete wurden zwar verbessert, aber die Nahrungsmittel werden im großen und ganzen nach wie vor konventionell produziert. Die eigentliche Herausforderung besteht darin, Wege zu finden das Herzstück der landwirtschaftlichen Betriebe zu begrünen – also die Felder statt nur deren Ränder. Ein blühender und nachhaltiger Agrarsektor benötigt beides, gemeinsames Handeln von Landwirten und Gemeinschaft. Das setzt sowohl eine horizontale Integration mit besseren Verbindungen der Sektoren untereinander voraus als auch eine vertikale Integration mit besseren Verbindungen von der Betriebsebene zur volkswirtschaftlichen Ebene.

Die meisten Politik-Initiativen sind Stückwerk. Sie berühren nur einen kleinen Teil der individuellen Praktiken der Bauern und führen nicht notwendigerweise zu einem echten Umschwenken auf nachhaltige Landwirtschaft. Doch Fortschritte zu messen, die durch die Integration der Umweltpolitik in die Agrarpolitik entstanden sind, ist schwieriger als die Verschlechterung oder Verbesserung der Umwelt selbst zu überwachen. Die langen Verzögerungen zwischen einer politischen Handlung beispielsweise zum Schutz der Ozonschicht und ihren Ergebnissen, die erst Jahrzehnte später anfallen, bedeutet, dass das Warten auf beständige Ergebnisse viele Jahre dauern kann.

Nachhaltige und örtlich begrenzte landwirtschaftliche Systeme können wirtschaftlich, ökologisch und sozial lebensfähig sein. Um den Übergang von einem modernisierten System auf ein nachhaltigeres zu ermutigen und zu fördern braucht es aber eine tatkräftige nationale Regierung. Denn der politische Prozess selbst ist ein entscheidender Bestandteil neu entstehender nachhaltiger Systeme.

Nachhaltige Landwirtschaft sollte nicht als eine Ansammlung von Verfahren betrachtet werden, die zeitlich und räumlich fixiert sind. Sie besitzt die Fähigkeit sich anzupassen und zu ändern, wenn die äußeren und inneren Bedingungen sich wandeln. Doch es besteht die Gefahr, dass die Politik die Verfahren vorschreiben will, die die Bauern anwenden müssen, anstatt Bedingungen zu schaffen für lokal entwickelte und angepasste Technologien. Dazu neigte sie früher schon.

Landwirtschaft und ländliche Probleme sind immer offen für Interpretationen. Da alle Akteure ihre eigene Vorstellung darüber haben, was ein Problem ist und was eine Verbesserung in der Landwirtschaft darstellt, ist es wichtig gemeinsam darüber zu reden. Die Frage der Definition dessen, was wir mit nachhaltiger Landwirtschaft zu erreichen versuchen, ist Teil des Problems, da jedes Individuum unterschiedliche Werte und Ziele hat.

Im landwirtschaftlichen Bereich verfügt die Politik über ein breites Spektrum von Möglichkeiten, um die Bauern zu Veränderungen in ihrem Verhalten und der von ihnen angewandten Verfahren zu ermutigen. Diese Möglichkeiten können in drei Kategorien eingeteilt werden: Beratungs- und institutionelle Maßnahmen, regulatorische und gesetzliche Maßnahmen und wirtschaftliche Mittel. In der Praxis erfordert ein Übergang zu nachhaltiger Landwirtschaft einen Mix aus allen drei Ansätzen und eine Verzahnung über die Sektoren hinweg.

Beratungs- und institutionelle Maßnahmen waren lange das Rückgrat der Politik. Sie bauen auf der Freiwilligkeit der Bauern auf und werden von den Politikern bevorzugt, weil sie billig und anpassungsfähig sind. Beratung hat meistens die Form von Maßnahmenkatalogen guter landwirtschaftlicher Praxis wie zum Beispiel empfohlene Höchstmengen für die Anwendung von Pflanzenschutz- und Düngemitteln oder Maßnahmen für die Erosionskontrolle bei Böden. Die meisten Regierungen haben nach wie vor landwirtschaftliche Beratungsdienste und beschäftigen Berater, die mit den Bauern auf dem Gebiet der Technologieentwicklung und des Technologietransfers arbeiten. Solche Beratungs- und institutionellen Maßnahmen garantieren jedoch nicht notwendigerweise Ergebnisse mit größerem Umwelt- oder sozialem Nutzen.

Regulatorische und gesetzliche Maßnahmen dienen ebenso wie die Beratungs- und institutionellen Maßnahmen dazu, Folgekosten der landwirtschaftlichen Produktion für die Allgemeinheit zu vermeiden. Dies kann entweder durch das Festsetzen von Emmissionsnormen für den Ausstoß eines umweltverschmutzenden oder umweltschädlichen Stoffes gemacht werden oder durch die Schaffung von Umweltqualitätsnormen. Wer diese überschreitet wird bestraft.

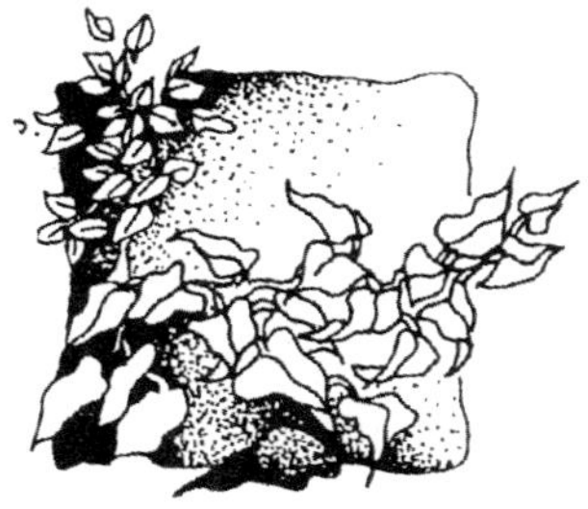

Es gibt viele Arten von Normen: Betriebsnormen zum Schutz der Arbeiter oder Produktionsnormen, um die Rückstandsmengen in Produkten zu begrenzen – zum Beispiel Pestizidrückstände in Nahrungsmitteln. Dann gibt es Emissionsnormen, um Freisetzungen oder Abscheidungen zu begrenzen, beispielsweise Silagesickerwässer oder Gülle, und es gibt Umweltqualitätsnormen, um die Höhe unerwünschter Verunreinigungen in sensiblen Bereichen zu begrenzen. Dazu zählen beispielsweise Nitrat oder Pflanzenschutzmittel im Wasser.

Doch das Problem solcher Vorschriften ist, dass die meisten Schadstoffe aus der Landwirtschaft diffus sind oder nicht ortsgebunden. Kontrolleuren ist es deshalb unmöglich, in der gleichen Weise wie bei einer begrenzten Anzahl von Fabriken sicherzustellen, dass hunderttausende von landwirtschaftlichen Betrieben sich an die Vorschriften halten. Vorschriften dienen aber auch dazu, bestimmte landwirtschaftliche Praktiken zu begrenzen oder auszurotten. Dazu gehört beispielsweise das Verbot für die Anwendung von Pflanzenschutzmitteln im Bereich von Wasserläufen und das Verbrennen von Stroh in England oder der Zwang zum Ausfüllen von vollständigen *Nährstoffbilanzen* für landwirtschaftliche Betriebe, wie es in den Niederlanden und in der Schweiz der Fall ist. Eine letzte Anwendung für Regulierungen sind die Bestimmung und der gesetzliche Schutz bestimmter Lebensräume oder Arten. Das kann auf nationaler oder internationaler Ebene geschehen. Dennoch – solche Bestimmungen garantieren noch lange keinen Schutz, aber sie lenken die Aufmerksamkeit auf ihren gesellschaftlichen Wert.

Wirtschaftliche Maßnahmen sollen in erster Linie sicherzustellen, dass der Verschmutzer die Kosten der durch die Verschmutzung verursachten Schäden und/oder die Beseitigungskosten trägt. Das schließt auch mit ein, dass die bislang kostenlose Verwendung des Produktionsfaktors saubere, nicht-verschmutzte Umwelt für die Landwirtschaft mit Preisen versehen und behandelt wird, als wäre sie anderen Kosten vergleichbar, beispielsweise Arbeit oder Kapital. Das ist das Verursacherprinzip, das 1972 von allen OECD-Staaten akzeptiert und später, 1995, im Vertrag von Rom festgeschrieben wurde. Es gibt eine Vielzahl wirtschaftlicher Instrumente, mit denen dies erreicht werden kann, einschließlich Umweltsteuern und Gebühren, handelbare Genehmigungen, und zielgerichtete oder gekoppelte Verwendung öffentlicher Subventionen und Anreize.

Hoffnungsträger nachhaltige Landwirtschaft

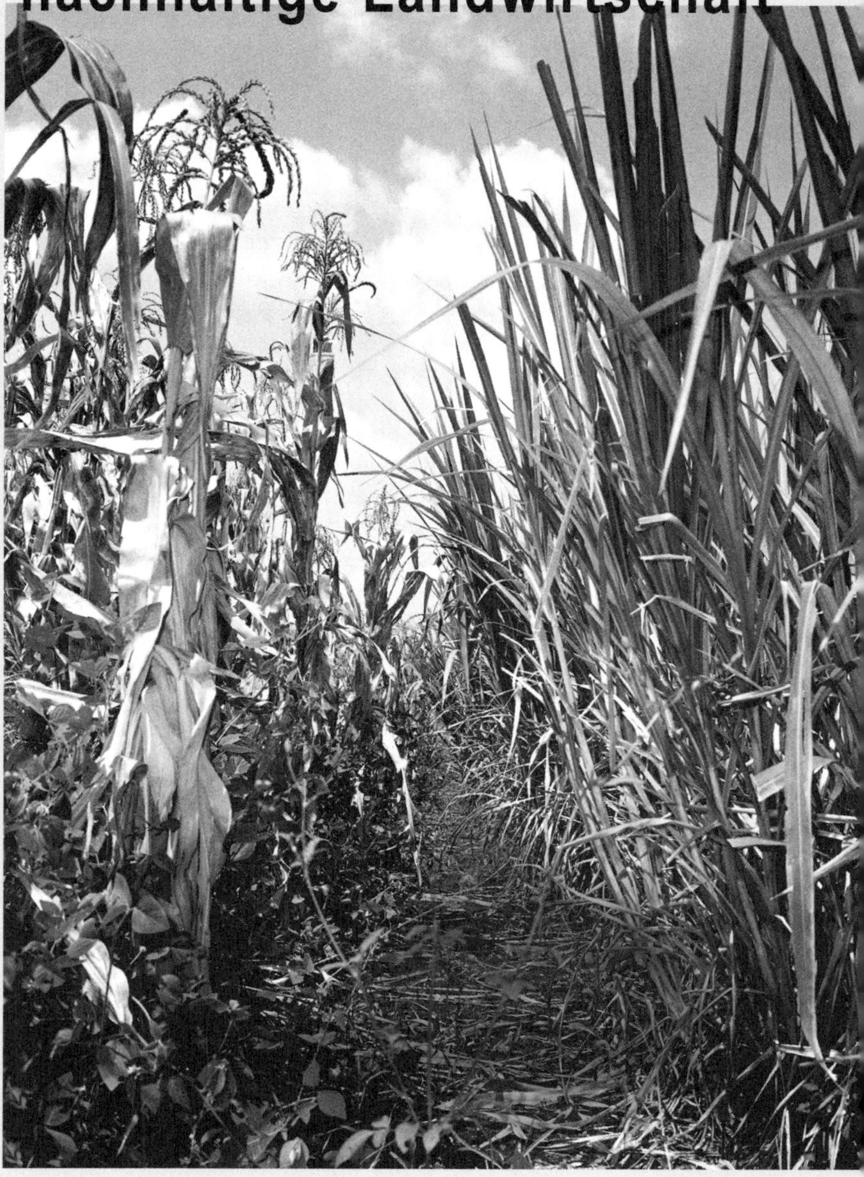

208 Projekte lassen hoffen. Doch es kann noch nicht mit wissenschaftlicher Sicherheit gesagt werden, ob durch einen Übergang zu nachhaltiger Landwirtschaft mit ähnlichen Ertragszuwächsen bei den Nahrungsmitteln zu rechnen ist wie bei den SAFE-World-Projekten. Es können daher auch keine Aussagen darüber getroffen werden, ob mit nachhaltiger Landwirtschaft die derzeitigen Bedürfnisse der Entwicklungsländer befriedigt werden können, geschweige denn Aussagen über die Befriedigung künftiger Grundbedürfnisse. Vermutlich sind nicht einmal die deutlichen Zuwächse, über die SAFE-World berichtet, für die Zukunft ausreichend. Allerdings deuten die Tatsachen darauf hin, dass die Produktionsgewinne mit einer zunehmenden Zahl von Verbesserungen wachsen und dass die Produktivität selbst mit der Zeit ebenfalls stetig wächst. Und zwar dann, wenn das natürliche, soziale und menschliche Kapital zunimmt.

Nachhaltige Landwirtschaft hat für die Menschen auf dem Lande viele Facetten. Mit ihrer Hilfe können nicht nur mehr Nahrungsmittel preiswert erzeugt werden, sie trägt zusätzlich auch zu anderen wichtigen Funktionen bei. Würde die nachhaltige Landwirtschaft großflächig übernommen, hätte das deutliche Auswirkungen auf das Leben der Menschen in den ländlichen Regionen und auf die lokale und regionale Nahrungsmittelsicherheit.

Auf dem Weg zu einer flächendeckenden nachhaltigen Landwirtschaft gibt es größere Hindernisse zu überwinden. Es wird Verlierer und Gewinner geben und einige dieser Verlierer sind gegenwärtig mächtige Akteure. Und doch – soziale Organisation und Mobilisierung hat in einer Reihe von Fällen bereits zu neuen informellen und formellen Allianzen geführt, die den vorhandenen Fortschritt bewahren und den Boden für eine weitere Verbreitung vorbereiten. Die nationale Politik der einzelnen Staaten ist gegenwärtig das Haupthindernis für die nachhaltige Landwirtschaft. Die meisten Länder haben in ihrer Politik einzelne fördernde Elemente für die nachhaltige Landwirtschaft, aber nur wenige nutzen die angebotenen Synergien voll aus, die entstehen, wenn die Politik in derselben Weise verzahnt wird wie die nachhaltigen Praktiken in den landwirtschaftlichen Betrieben. Eine nationale Agrarpolitik, die nachhaltige Landwirtschaft entschlossen in den Mittelpunkt stellt – mit angemessener Unterstützung, Anreizen und institutionellen Reformen – brächte den Ländern und ihren Menschen überall auf der Welt beträchtliche Gewinne.

Agroforstwirtschaft
Landwirtschaft, die Bäume aktiv in die bäuerliche Landwirtschaft einbezieht. Bäume können dienen:
- als Feuerholz,
- als Schattenspender für traditionelle annuelle Früchte,
- als hochwertige Futtermittel (aus Blättern und Zweigen),
- zur Luftstickstoffbindung im Boden,
- zur Obsterzeugung,
- als Weidezaun (in Form von Dornhecken),
- als Baumaterial;
- zur Befestigung von Landterrassen gegen Erosion,
- zur Verbesserung der Bodenstruktur (Wasserhaltekapazität und Nährstoffverfügbarkeit),
- zur Nutzung von Wasser in tieferen Bodenschichten.

Geeignete Arten erfüllen mehrere der oben genannten Funktionen. Die Anpflanzung der Bäume kann in Mischkultur, am Rande von Feldern oder als eigene Plantage (Feuerholz, Obst) erfolgen; Agroforstwirtschaft ist eine Kombination land- und forstwirtschaftlicher Anbaumethoden. Durch den Einsatz verschiedener standortgerechter Nutzpflanzen wie beispielsweise Bananen, Kakao, Mais, Bohnen usw. als »Untersaat« in Baumplantagen wird eine mehrstufige Bodenbedeckung gewährleistet. Das mindert die Erosionsgefahr ganz erheblich und schützt gleichzeitig den Boden vor Austrocknung und Nährstoffverlust. Die Bodenfruchtbarkeit wird erhalten. Durch den Mix haben die Bauern einen höheren Ertrag und damit auch mehr zu essen.

Anabaena
Diese Blaualge kann Luftstickstoff binden; in der Literatur wird von mehr als 120 Kilogramm pro Hektar berichtet. Diese Eigenschaft macht sie für den Nassreisanbau interessant. Anabaena wird dem Wasser der Reisfelder zugesetzt, häufig in Kombination mit *Azolla*, wo sie sich in den Blättern festsetzt.

Association Tefy Saina
Zusammenschluss von kleinbäuerlichen Reisbauern in Madagaskar.

Azolla
ist ein Schwimmfarn.

Bewässerungsfeldbau
Die Felder werden gezielt bewässert, meistens mit Fluss- oder Quellwasser. Bewässerungsfeldbau meint jede Bewässerungstechnologie; weitaus die meisten Systeme transportieren das Wasser mittels Schwerkraft (Gefälle). Die meisten Systeme gehen noch sehr verschwenderisch mit Wasser um (vor allem der Nassreisanbau) und große Ertragssteigerungen scheinen möglich, wo Wasser der begrenzende Faktor für höhere Produktion ist und nicht Land. Ebenso ist die Regenwasser»ernte« der Haushalte oder Dörfer noch in vielen Ländern gering, d.h. das Regenwasser fließt zur Regenzeit ungenutzt ab, wenn es in kleinen Dämmen auch für die Trockenzeit aufbewahrt werden könnte. Aber auch gespeichertes Regenwasser kann zur Bewässerung verwendet werden.

Catchment-Ansatz, Kenia
Systematische Boden- und Wasserkonservierung in Zusammenarbeit mit den Bauern. Ein Catchment umfasst ein Gebiet mit einer Größe von 200 bis 500 Hektar.

CIAT
Centro Internacional de Agricultura Tropical, eines der internationalen Agrarforschungsinstitute, die als CGIAR (Consultative Group for International Agricultural Research) zusammengefasst sind; es hat seinen Sitz in Kali, Kolumbien.

Cowpea
Heißt im Deutschen auch Kuhbohne, Kuherbse, Kundebohne und Augenbohne. Die weltweit gebräuchlichste Bezeichnung ist jedoch Cowpea. Bei der Kuhbohne gibt es verschiedene Typen, die alle einjährig sind. Die zur Bodenbedeckung und als Futterpflanzen verwendeten Bohnen werden zwischen 30 und 40 cm hoch und sind stark rankend, die anderen Typen werden 80 bis 100 cm und sind nur schwach rankend.

Double-dug beds
Der Boden wird von Hand umgegraben. Auf diesen kommt Kom-

post. Die Erde und der organische Dünger werden beim nochmaligen umgraben vermischt.

Deckpflanzen
Dienen niedrigeren Pflanzen als Schattenspender. Sie schützen der Boden vor Austrocknung und sind auch nützlich für die Unterdrückung von Unkraut.

Gründüngung
Das gezielte Einarbeiten in den Boden von extra dafür angebauten Gründüngungspflanzen wie beispielsweise Leguminosen. Ziel ist die Versorgung des Bodens mit Nährstoffen und organischer Substanz, die die Struktur des Bodens verbessert. Auf dem Acker verbliebene Reste anderer Pflanzen zählen ebenfalls als Gründünger.

IACR
Institute of arable corps research ist das größte landbauliche Institute in England.

Imperata cylindrica
Im Englischen gibt es dafür die Bezeichnungen Cogon grass, Blady grass und Lalang. Es macht sich in der Regel auf ausgelaugten Böden breit und ist sehr schwer zu bekämpfen.

Integrierter Pflanzenschutz
Es ist eine Kombination aus chemischen und biologischen Maßnahmen. Ziel ist nicht die völlige Ausrottung der Krankheiten und Schädlinge, sondern sie so weit in Schach zu halten, dass sie keine wirtschaftlichen Schäden verursachen.

Input
Dies ist ein betriebswirtschaftlicher Begriff. Man versteht darunter die Summe der Produktionsmittel, die man für die Herstellung eines bestimmten Produktes benötigt. Wenn man beispielsweise Weizen anbaut braucht man Boden, Dünger, Pflanzenschutz, Maschinen, Treibstoff, Arbeitskraft usw.

Jackbohne oder **Canavalia-Bohne**
Mehrjähriger Kletterstrauch, der zwischen 0,60 und 1,6 m hoch

wird. In der Regel wird die Jackbohne aber nur als einjährige Pflanze angebaut. Neben Jackbohne heißt sie auch Riesenbohne im Deutschen, englische Bezeichnungen sind Jackbean, Horse gram, Gotani bean oder Overlook bean, die französischen Haricot sabre oder Pois sabre.

Kassava (*Manihot esculentus)*

Bekannt auch als Maniok; gehört zur Familie der Euphorbiengewächse Tropische Wurzelfrucht, die ursprünglich aus Südamerika stammt, wo sie von den Mayas in Yucatán erstmals kultiviert wurde. Die Kassava- oder Maniokwurzeln ähneln in ihrem Aussehen denen der Dahlien. Die stärkehaltigen Wurzeln werden weiterverarbeitet zu Tapiokamehl. Kassavablätter sind vor allem in Afrika ein beliebtes Gemüse; unverarbeitete Kassavawurzeln dienen auch als Viehfutter.

Kontur (-anbau, -dämme)

Man versteht darunter »entlang der Höhenlinie«, also quer zum Hang. Konturdämme anzulegen, entlang der Kontur zu pflügen sind bewährte und einfache Maßnahmen des Erosionsschutzes, d.h. tropische Regenfälle verhindern Bodenabtrag und lassen das Wasser in Furchen stehen, bis es versickert ist und damit den Pflanzen zur Verfügung steht.

Körnerleguminosen

Alle Leguminosen, bei denen die Körnernutzung von Bedeutung ist. Beispielsweise Erbsen, Linsen oder Bohnen.

Lablab

Diese Bohne mit der botanischen Bezeichnung Dolichos lablab L. hat viele Namen. Im Deutschen heißt sie Helmbohne, im Englischen Hyacinth-, Dolichos-, Lablab-, Egyptian-, Kidney-, Indian-, Butter-, Pharao-,oder Seim-bean, indische Namen sind Seam, Val, Chink und Chicaras. Lablab kann man auf drei verschiedene Weisen nutzen: zur Körnergewinnung, als Gemüsepflanze und als Gründüngungspflanze und zur Bedeckung des Bodens.

Leguminosen

Leguminosen sind regelrechte »Stickstofffabriken«; die meisten Leguminosen leben in einer Zweckgemeinschaft, einer Symbiose

mit Bakterien (Rhizobium leguminosarum). Diese bilden an den Wurzeln ihrer Wirtspflanzen zahlreiche Wurzelknöllchen, in denen sie den Stickstoff sammeln. Aus diesem Grunde gedeihen die Leguminosen auch auf stickstoffarmen Böden. Leguminosen sind als Gründüngungspflanzen beliebt, weil sie kostenlosen Stickstoff liefern und jede Menge organische Masse zur Verbesserung des Bodens. Zur Familie der Leguminosen gehören über 13.000 Arten, die als Bäume, Sträucher, Halbsträucher, Stauden und einjährige Kräuter aufrecht oder rankend vorkommen. Viele Leguminosen sind eiweißreiche Nahrungsmittel. Dazu gehören Bohnen, Erbsen, Linsen oder Sojabohnen. Die Erdnuss zählt ebenso zu den Leguminosen wie Lupinen, Wicken oder Klee.

Mucuna pruriens od. velvetbean
Samtbohne; wird in Zentralamerika und Afrika als Stickstofflieferant und Bodenverbesserer angebaut.

Mulch
Eine Deckschicht aus Pflanzenresten, abgemähtem Gras oder anderem organischen Material auf dem Boden, um ihn vor Austrocknung und Erosion zu schützen.

Nährstoffbilanz
Die Böden enthalten – je nach geologischem Ausgangsmaterial, aus dem sie entstanden sind – eigene Nährstoffe. Durch Düngung, Niederschläge oder beispielsweise die biologische Bindung von Stickstoff durch Leguminosen werden den Böden zusätzliche Nährstoffe von außen zugeführt. Gleichzeitig verlieren die Böden aber auch Nährstoffe durch die Ernte der Pflanzen, durch Auswaschung oder durch Erosion. Werden dem Boden mehr Nährstoffe entzogen als zugeführt, ist die Nährstoffbilanz negativ. Dauert dies über mehrere Jahre an, führt es zur Erschöpfung des Bodens; das bedeutet, er ist nicht mehr fruchtbar.

Nassreis
Man bezeichnet damit die Anbautechnik. Bis kurz vor der Ernte stehen die Pflanzen hier im Wasser, sie haben also ständig »nasse Füße«.

Nematoden
Fadenwürmer; die Schmarotzer oder Parasiten befallen unterschiedliche Pflanzenteile; entsprechend ihrer »Vorlieben« werden sie in vier Gruppen unterteilt: Wurzel-, Stengel-, Blatt- und Blütenparasiten.

NRO
Nichtregierungsorganisation

Nullbodenbearbeitung
Im wahrsten Sinne des Wortes »null Bodenbearbeitung«, nicht einmal vor dem Säen. Der Boden wird lediglich leicht angeritzt, um die Samen einzubringen. Die ständige Pflanzendecke schützt den Boden vor Austrocknung und Erosion. Bodenlebewesen wie beispielsweise Regenwürmer führen ein ungestörtes Dasein. Einziges Problem bei der Nullbodenbearbeitung ist das Unkraut.

Oberboden
Bei Ackerböden die ständig bearbeitete Krume (15-35 cm), bei Gründlandböden die stark durchwurzelte obere Bodenschicht (7-10 cm).

OECD
Organisation for Economic Cooperation and Development, Organisation für wirtschaftliche Entwicklung und Zusammenarbeit. In ihr sind die wichtigsten Industrieländer zusammengeschlossen; derzeit hat die OECD 29 Mitgliedsländer, u.a. auch Deutschland.

Regenfeldbau
Das ist ganz »normaler« Ackerbau. Die angebauten Pflanzen müssen mit dem Regenwasser auskommen. Der Regenfeldbau in den tropischen Ländern ist meist (nicht immer!) durch eine längere Trockenperiode gekennzeichnet, während der die Böden nicht ausgewaschen werden.

Reproduktive und sexuelle Gesundheit
Der Begriff »Reproduktive Gesundheit« wurde inzwischen erweitert; man spricht heute von »repoduktiver und sexueller Gesundheit«. Man versteht darunter

– Information, Aufklärung und Gesundheitsbildung,

- Förderung sexueller Rechte einschließlich Maßnahmen gegen Gewalt und genitale Verstümmelung,
- Verhütung unerwünschter Schwangerschaften und Familienplanung,
- Betreuung von Frauen während der Schwangerschaft und Geburt,
- Prävention und Behandlung sexuell übertragbarer Erkrankungen einschließlich HIV/AIDS.

Straucherbse
Sie trägt den botanischen Namen Cajanus cajan. Die Straucherbse ist in den subtropischen bis tropischen Ländern eine der wichtigsten Körnerleguminosen. Aufgrund des weltweiten Anbaus führt sie eine große Zahl von Namen. Im Deutschen wurde sie früher als Erbsenbohne oder Taubenerbse bezeichnet. Im Englischen wird sie Pigeon pea, Red gram, Yellow dhal, Angola- oder Congo-pea genannt. Der botanische Name Cajanus soll aus dem malayischen »Katjang« stammen.

USAID
United States Agency for International Development, staatliche US-amerikanische Entwicklungshilfeorganisation.

Zwischenpflanzungen
In eine bestehende Kultur wie beispielsweise Mais wird direkt eine zweite gesät, beispielsweise Leguminosen. Das steigert den Gesamtertrag des Feldes und erhält gleichzeitig die Bodenfruchtbarkeit, da oft die zweite Kultur noch auf dem Acker steht, wenn die erste schon abgeerntet ist.

Brot für die Welt
http://www.brot-fuer-die-welt.de (dt.)

Greenpeace e.V.
http://www.greenpeace.de (dt.)

Ernährungs- und Landwirtschaftsorganisation der Vereinten Nationen (FAO)
http://www.fao.org (engl., franz., span., arab.)

UN-Welternährungsprogramm
http:// www.wfp.org (engl.)

SAFE-World-Report kann man als Papierversion, per Internet/E-Mail, bei der University of Essex anfordern.
http://www2.essex.ac.uk/ces/ResearchProgrammes/SAFEWrequestreport.htm

Fotonachweise

S. 11: Kenia, Juli 2001, Maisaubau: Arman Rabilo bewirtschaftet sein Maisfeld ohne den Einsatz von Agro-Chemie. (© Matthias Ziegler, Greenpeace)

S. 15: Bangladesch, Juli 2001, Nayakrishi-New Agriculture. Reisanbau: ein Bauer setzt junge Reispflanzen in den nährstoffreichen Boden. (© Karen Robinson/Panos Pictures/Greenpeace)

S. 22: Bolivien, Mai 2001, Nachhaltige Landwirtschaft/World Neighbours Projekt: ein Bauer aus Wenqaylla holt Kartoffeln aus dem Boden. (© Sophia Evans, Greenpeace)

S. 29: Bangladesch, Juli 2001, Nayakrishi-New Agriculture. Reisanbau: Im Nayakrishi-Zentrum von Tangail trochknen Frauen Saatgut in der Sonne. (© Karen Robinson/Panos Pictures/Greenpeace)

S. 44: Kenia, Juli 2001, Maisaubau: Schmarotzende Hexenkraut schwächt die Mais-Anpflanzungen. (© Matthias Ziegler, Greenpeace)

S. 60: Bolivien, Mai 2001, Nachhaltige Landwirtschaft/World Neighbours Projekt: Tarwi gibt einen erstklassigen und billigen Dünger ab. (© Sophia Evans, Greenpeace)

S. 63 Bangladesch, Juli 2001, Nayakrishi-New Agriculture. Kinder aus dem Dorf Bariatia spielen Versteck im Jute-Pflanzen Feld. (© Karen Robinson/Panos Pictures/Greenpeace)

S. 97: Kenia, Juli 2001, Maisanbau: Auf »Field-Days« bringen sich die Bauern die »Push-Pull«-Methode gegenseitig bei. »Push-Pull« ist eine Anbautechnik, die mit natürlichen und für die Bauern kostenlosen Methoden erheblich bessere Erträge erzielt, ohne den Einsatz von Agro-Chemie. (© Matthias Ziegler, Greenpeace)

S. 109: Kenia, Juli 2001, Maisanbau: Maisfeld auf dem die »Push-Pull«-Methode angewendet wird. (© Matthias Ziegler, Greenpeace)